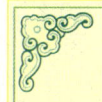

国医绝学百日通

对症艾灸特效疗法

李玉波 翟志光 袁香桃 ◎ 主编

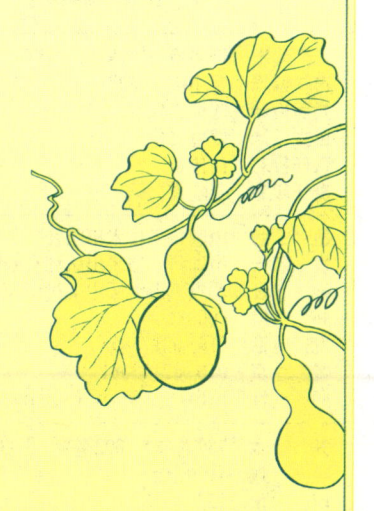

中国科学技术出版社
·北京·

图书在版编目（CIP）数据

对症艾灸特效疗法 / 李玉波, 翟志光, 袁香桃主编. —— 北京：中国科学技术出版社, 2025.2
（国医绝学百日通）
ISBN 978-7-5236-0766-4

Ⅰ.①对… Ⅱ.①李… ②翟… ③袁… Ⅲ.①艾灸—中医治疗法 Ⅳ.①R245.81

中国国家版本馆CIP数据核字（2024）第098684号

策划编辑	符晓静　李洁　卢紫晔
责任编辑	曹小雅　王晓平
封面设计	博悦文化
正文设计	博悦文化
责任校对	吕传新
责任印制	李晓霖

出　　版	中国科学技术出版社
发　　行	中国科学技术出版社有限公司
地　　址	北京市海淀区中关村南大街 16 号
邮　　编	100081
发行电话	010-62173865
传　　真	010-62173081
网　　址	http://www.cspbooks.com.cn

开　　本	787毫米×1092毫米　1/32
字　　数	4100千字
印　　张	123
版　　次	2025 年 2 月第 1 版
印　　次	2025 年 2 月第 1 次印刷
印　　刷	小森印刷（天津）有限公司
书　　号	ISBN 978-7-5236-0766-4 / R·3282
定　　价	615.00元（全41册）

（凡购买本社图书，如有缺页、倒页、脱页者，本社销售中心负责调换）

目录

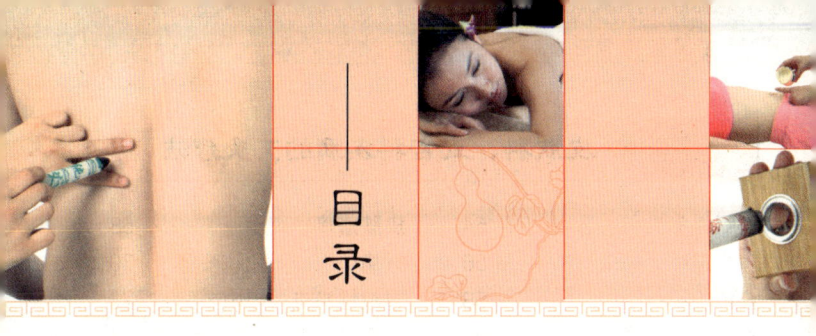

第一章 了解自然古朴的艾灸养生法

小艾火大效果，调已病防未病……2
艾灸的体位……4
艾灸的适应证和禁忌证……5
艾灸出现问题后的应对方法…6

第二章 内科疾病的艾灸疗法

扁桃体炎……8
哮喘……10
慢性支气管炎……12
慢性咽炎……14
慢性胃炎……16
慢性结肠炎……18
腹泻……20
心律失常……22
低血压……24
高血压……26
三叉神经痛……28
神经衰弱……30
泌尿系统结石……32
肥胖症……34
咳嗽……36

第三章 外科、骨科疾病的艾灸疗法

落枕……38
颈椎病……40
强直性脊柱炎……42
腰肌劳损……44
腰椎间盘突出症……46
肩周炎……48
风湿性关节炎……50

第四章 皮肤科、五官科疾病的艾灸疗法

神经性皮炎 …………… 54
黄褐斑 ………………… 56
痤疮 …………………… 58
斑秃 …………………… 60
湿疹 …………………… 62
荨麻疹 ………………… 64
带状疱疹 ……………… 66
皮肤瘙痒 ……………… 68
牙痛 …………………… 70
过敏性鼻炎 …………… 72
鼻窦炎 ………………… 74
耳鸣耳聋 ……………… 76
角膜炎 ………………… 78

第五章 常见不适的保健艾灸法

失眠 …………………… 80
健忘 …………………… 82
上火 …………………… 84
焦虑不安 ……………… 86
疲倦乏力 ……………… 88
食欲不振 ……………… 90
虚寒怕冷 ……………… 92

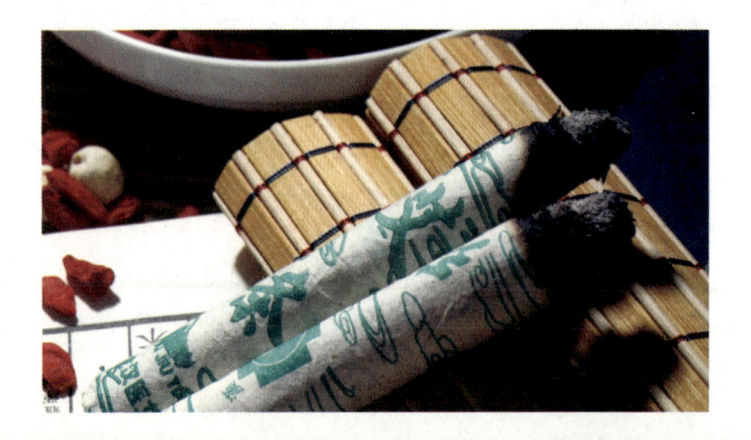

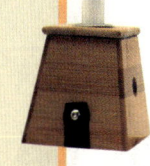

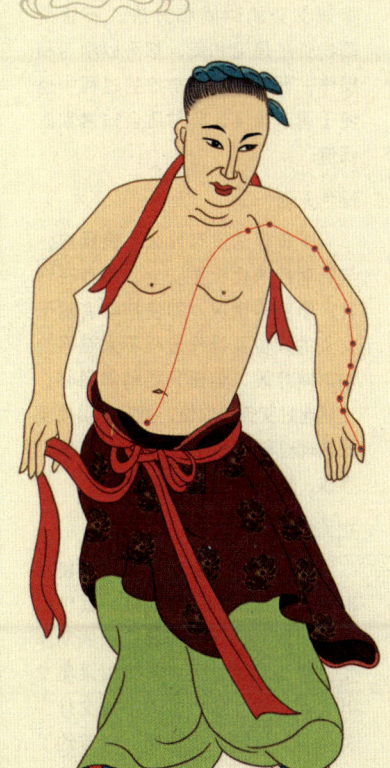

第一章 了解自然古朴的艾灸养生法

小艾火大效果，调已病防未病

端午时节草萋萋，野艾茸茸淡着衣。无意争颜呈媚态，芳名自有庶民知。

家有三年艾，医生不用来。

艾灸疗法的特点

简便易行

《小品方》云："夫针须师乃行，其灸凡人便施。"

艾灸疗法比较方便，只要有艾绒或艾条就可以直接用来施灸。在施灸过程中，艾条不用消毒，配用物品如姜、蒜等也便于取材。至于艾灸常用工具艾盒、艾筒等也比较容易买到。尤其是那些爱好养生又不愿意去医院的人，更适合在家自疗或互疗。

另外，与需要有较为严格的专业要求的针刺疗法不同，艾灸疗法比较容易学，只要找对艾灸部位，掌握艾灸的时间和方法，不管是隔物灸还是温和灸，都可以学习和操作；而且患者在自疗的过程中也便于调节温度，非常适合日常家庭保健。

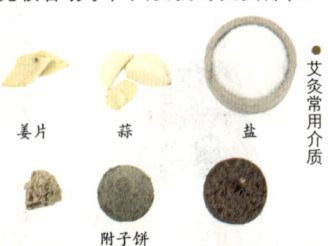

绿色无创

艾灸疗法没有什么不良反应，与针刺疗法相比更安全，不存在弯针、断针等情况。即使初学者对于艾灸的穴位及操作流程不太熟悉，怕影响疗效，但是只要稍加用心，注意选好艾灸的穴位，把握好温度及操作规程和时间的要求，就不会发生事故，是比较绿色无创的疗法。

物美价廉

艾灸的主要原料是艾叶，使用时常用艾叶的加工品艾绒，其价格便宜，取之广泛，而且艾绒的制作工艺较为简单，人人都可以采集艾叶，加工成艾绒，进而制成艾炷、艾条等。这样不仅便捷，还节约了成本。而那些常用的蒜、姜等垫物也能随处买到，价格也较为实惠。相对于昂贵的药物来说，艾灸疗法物美价廉，尤其适合那些医疗条件有限的偏远地区的人们使用。

姜片　蒜　盐　附子饼

● 艾灸常用介质

艾灸疗法的多种效用

回阳固脱

《素问·生气通天论》说："阳气者，若天与日，失其所，则折寿而不彰。"这句话说明了阳气的重要性。阳气足，人才会精血充沛，身体健壮。艾灸具有调节阴阳及补益的作用，凡阳气衰微、阴阳离决等，用大炷重灸，即能祛除阴寒、回阳救脱，这种方法为其他穴位刺激疗法所不及。

因此，出现呕吐、下痢、手足厥冷、脉弱等阳气虚脱的重危患者，如用大艾炷重灸关元、神阙等穴，即可缓解病情。这是由于艾叶有纯阳的性质，再加上火本属阳，两阳相得，故可以起到扶阳固脱、回阳救逆的作用。

调和气血

气是人的生命之源，血为人的基本物质，气血充足，气机条达，人的生命活动才能正常进行。艾灸可以补气养血、梳理气机，并且能升提中气，使得气血调和，以达到养生保健的目的。

温经散寒

《素问·调经论》说："血气者，喜温而恶寒，寒则泣不能流，温则消而去之。"灸法依其火热之性，可温中散寒，是因为艾火的热性能快速透达肌层，直接作用于病表，因而具有良好的温肌散寒、疏风解表功能，对外感风寒表证及各种寒邪之证能起到良好的治疗作用，如治疗中焦虚寒引起的呕吐、腹痛、泄泻等；艾灸还可以通过经络的传导，温经散寒，治疗寒凝血滞、经络痹阻引起的各种病症，如风寒湿邪所致的痹证等。

无论是调节阴阳、调和气血，还是温通经络、扶正祛邪，艾灸对人体起到了直接或间接的补益作用，尤其对于虚寒证，所起的补益作用尤为明显。正是这种温阳补益、调和气血的作用，帮助人们达到防病治病、保健养生的目的。

扶正祛邪

人的抵抗力强，卫外能力强，疾病就不容易产生，艾灸疗法通过对人体某些穴位（如大椎、足三里、气海、关元等）施灸，可以培扶人的正气，增强人体防病治病的能力，对不同的穴位和部位施行艾灸可以产生不同的补益作用。

预防保健

艾灸除了可辅助治疗一些常见病，还可作为日常保健的手段，通经活血、调和阴阳，从而达到强身健体和抗衰老的目的。

艾灸的体位

坐位

此体位适用于头部、肩背部、上肢、下肢等部位的灸治。

仰卧位

此体位适用于胸腹部、头面部、上肢、下肢等部位的灸治。

俯卧位

此体位适用于肩背部、腰部、臀部、下肢部的灸治。

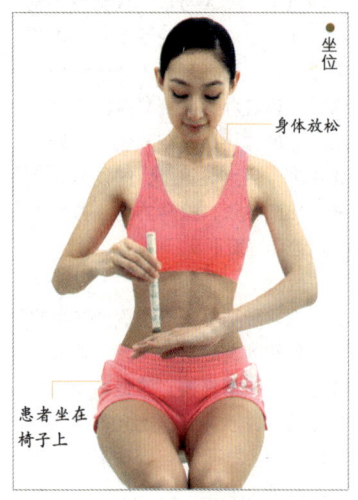

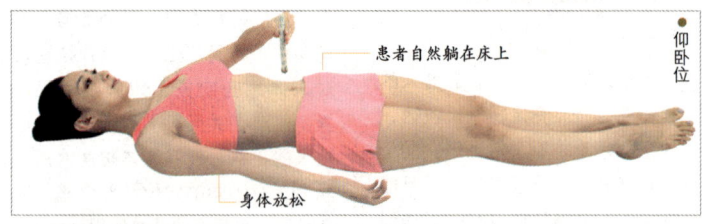

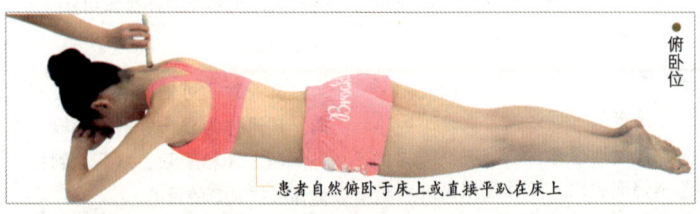

坐位——身体放松——患者坐在椅子上

仰卧位——患者自然躺在床上——身体放松

俯卧位——患者自然俯卧于床上或直接平趴在床上

艾灸的适应证和禁忌证

艾灸的适应证

艾灸是通过刺激穴位，激发经络的功能，从而达到调节机体各组织器官功能失调的治疗目的。总体而言，艾灸的适应证非常广泛，不论寒热虚实、表里阴阳，都有灸法的适应证。归纳起来，主要有以下几个方面：

◎ **内科病症**。感冒、急性细菌性痢疾、细菌性食物中毒、流行性腹泻、慢性支气管炎、支气管扩张症、支气管哮喘、慢性胃炎、胃下垂、肝硬化、冠心病、高血压、风湿性关节炎等。

◎ **外科病症**。急性淋巴管炎、急性乳腺炎、乳腺增生、褥疮、颈椎病、腰扭伤、狭窄性腱鞘炎、肱骨外上髁炎、骨关节炎、骨结核、慢性前列腺炎、前列腺肥大症、直肠脱垂等。

◎ **皮肤科病症**。带状疱疹、斑秃、银屑病、冻疮、神经性皮炎、黄褐斑、鸡眼等。

◎ **妇产科病症**。子宫脱垂、习惯性流产、外阴白色病变、胎位不正、功能性子宫出血、痛经、慢性盆腔炎等。

◎ **儿科病症**。流行性腮腺炎、小儿腹泻、小儿厌食、小儿遗尿等。

◎ **五官科病症**。近视、睑腺炎、青光眼、白内障、过敏性鼻炎、萎缩性鼻炎、急性化脓性中耳炎等。

艾灸的禁忌证

禁忌部位

大血管走行的体表区域、黏膜附近均不宜施灸。皮薄、肌少、筋肉结聚处，妊娠期妇女的腰、骶部，下腹部，乳头，阴部，睾丸等不能施灸。另外，面部、颈部及关节部位不要直接灸。

禁忌体质及病情

◎ **器质性病症**。器质性心脏病。

◎ **出血倾向性病症**。血友病、血小板减少症。

◎ **神经精神性病症**。精神分裂症、狂躁不安、重度神经质等。

◎ **妇科病症**。崩漏、经期血量多。

◎ **代谢性病症**。糖尿病。

◎ **实热证或阴虚发热、邪热内炽等证**。高热、高血压危象、肺结核晚期、大量咯血、呕吐、贫血、皮肤痈疽等。

艾灸出现问题后的应对方法

晕灸

艾灸后偶然出现发热、疲倦、口干、头晕、烦躁等现象，不必过于担心，可以尝试活动活动身体，饮适量温开水，或针刺合谷、后溪等穴，可迅速缓解不适症状。

烫伤

实施瘢痕灸者，在灸疮化脓期间，要注意保持局部清洁，并用膏药保护灸疮，每日换药1次，至结痂为止。还要注意适当休息，加强营养，防止受凉。如果灸疮出现流黄绿色脓液或有渗血现象，可涂抹杀菌软膏，至结痂自愈为止。

用瘢痕灸以外的方法施灸后，患者的局部皮肤会有微红灼热的现象，这是正常的，无须特殊处理。如果出现水疱，可用消过毒的毫针将水疱挑破，放出水液，或用注射针具将水液抽出，再涂上甲紫，最后用纱布包敷，数日后即可痊愈。

过敏

若出现局部或全身过敏性皮疹者，一般于停止艾灸后几天内可自然消退。在此期间应服用抗组胺、维生素C等药物，多饮水。如兼有发热、奇痒、口干、烦躁不安等症状时，可适当应用皮质类激素，如泼尼松，每日服用20~30毫克。情况严重者应及时去医院就诊。

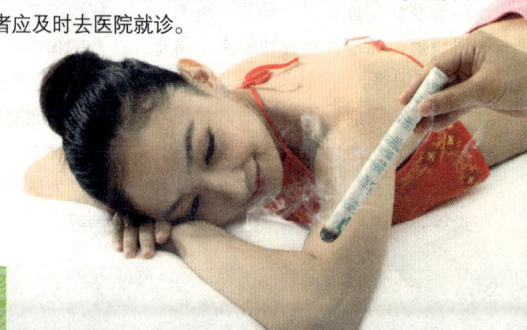

● 艾灸后若出现晕灸、烫伤或过敏等状况，一定要冷静处理

第二章 内科疾病的艾灸疗法

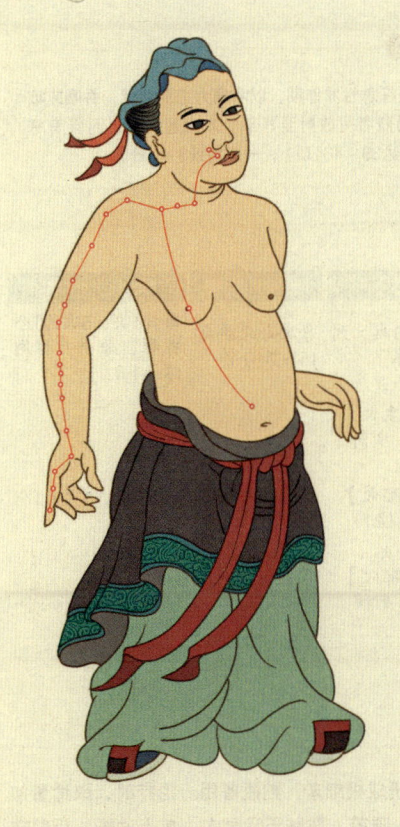

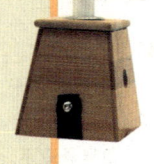

扁桃体炎

扁桃体炎患者有实热和虚火两种情况。艾灸疗法可以针对第一种情况祛肺胃的实热,也可以根据第二种情况祛虚火、补肺阴。

症状表现

扁桃体炎在急性发作期,以咽痛为主要症状,吞咽或咳嗽时加重,剧烈者可放射至耳部。本病起病急,可伴有寒战、高热(可达39~40°C),一般持续3~5日。

	灸法	体位	取穴	时间/数量	次数/疗程
疗法一	艾条回旋灸	坐位	合谷、内庭、列缺、大椎	每次每穴施灸15~20分钟	每日1次,5次为1个疗程,每个疗程间休息1日
疗法二	艾条温和灸	坐位	【必灸主穴】合谷、少商 【实火配穴】内庭、鱼际 【虚火配穴】太溪、行间	每次每穴施灸5~10分钟	每日1次,5次为1个疗程

增效简方

🌸 敷贴方

原料 生附子20克。

用法 将生附子烘干,研成极细末,贮瓶备用。治疗时,取适量加入米醋,调匀成糊状。入睡前,敷贴于涌泉穴,盖上油纸,用胶布固定,次日早晨取下。每日1次,3次为1个疗程。

功效 可用于治疗化脓性扁桃体炎。

定位取穴方法

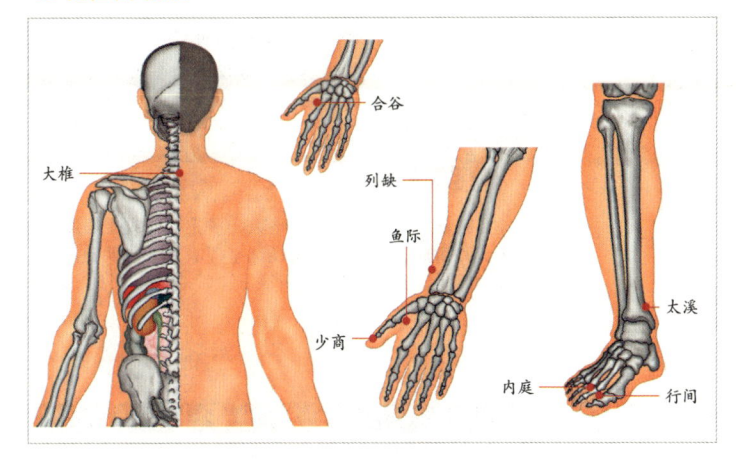

合 谷 在手背，第1、2掌骨间，当第2掌骨桡侧的中点处。
内 庭 在足背，第2、3趾间，趾蹼缘后方赤白肉际处。
列 缺 在前臂桡侧缘，桡骨茎突上方，腕横纹上1.5寸处。
大 椎 在背部，后正中线上，第7颈椎棘突下凹陷中。
少 商 在手拇指末节桡侧，距指甲角0.1寸。
鱼 际 第1掌指关节后凹陷处，约在第1掌骨中点桡侧，赤白肉际处。
太 溪 在踝区，内踝尖与跟腱之间的凹陷中。
行 间 在足背，第1、2趾之间，趾蹼缘的后方赤白肉际处。

操作示例

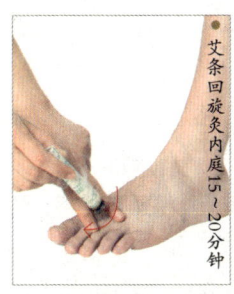

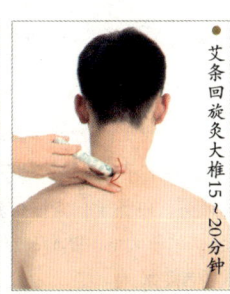

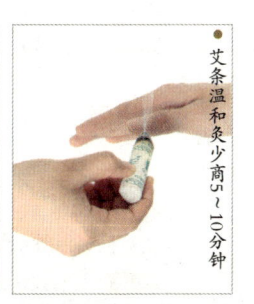

● 艾条回旋灸内庭15~20分钟

● 艾条回旋灸大椎15~20分钟

● 艾条温和灸少商5~10分钟

哮喘

哮喘是一种常见、反复发作的过敏性疾病，主要是因支气管痉挛、黏膜水肿、分泌物增多而引起支气管阻塞。哮喘症状可在瞬间突然发作，持续数小时甚至数天。

症状表现

喘息、气促、胸闷、咳嗽，多在夜间或凌晨发生。严重时，患者还会出现端坐呼吸、难以平卧等症状。

	灸法	体位	取穴	时间/数量	次数/疗程
疗法一	艾条回旋灸	坐位	天突、璇玑、膻中、定喘、肺俞	每次选3~5穴，每次每穴施灸5~10分钟	每日1次或隔日1次，5次为1个疗程
疗法二	艾炷隔姜灸或艾炷无瘢痕灸	合适体位	大椎、风门、曲池、定喘、肺俞、外关	每次选2~3穴，每穴3~5分钟	每日1次，5次为1个疗程

增效简方

🏵 敷贴疗法

原料 细辛、吴茱萸、白芥子、肉桂、苏子、麻黄各等份。

用法 将细辛、吴茱萸、白芥子、肉桂、苏子、麻黄研末调匀；取适量加姜汁调成饼状，贴于大椎、肺俞、定喘穴上，每周3次。

功效 可有效缓解哮喘症状。

定位取穴方法

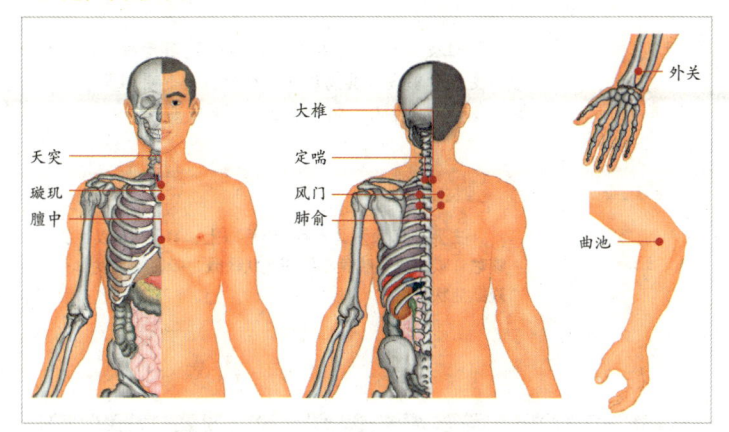

天　突　在颈部，前正中线上，胸骨上窝中央。
璇　玑　在胸部，前正中线上，天突下1寸处。
膻　中　在胸部，前正中线上，平第4肋间，两乳头连线的中点。
定　喘　在脊柱区，横平第7颈椎棘突下，后正中线旁开0.5寸处。
肺　俞　在背部脊柱区，第3胸椎棘突下，后正中线旁开1.5寸。
大　椎　在后正中线上，第7颈椎棘突下凹陷中。
风　门　在背部脊柱区，第2胸椎棘突下，后正中线旁开1.5寸。
曲　池　在肘横纹外侧端，屈肘，即尺泽与肱骨外上髁连线的中点。
外　关　在前臂后区，腕背侧远端横纹上2寸，尺骨与桡骨之间。

操作示例

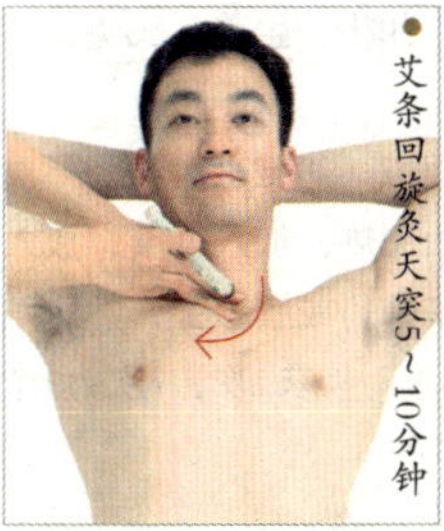

艾条回旋灸天突5～10分钟

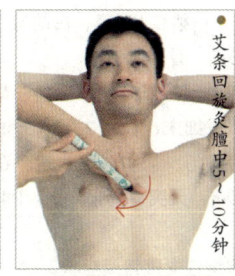

艾条回旋灸膻中5～10分钟

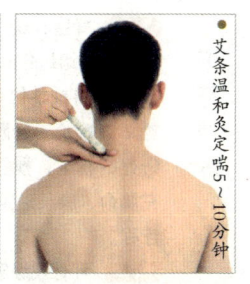

艾条温和灸定喘5～10分钟

慢性支气管炎

慢性支气管炎是由感染或非感染因素所引起的气管、支气管黏膜及其周围组织的慢性非特异性炎症。此病多发于中老年人,50岁以上发病率可高达13%。

症状表现

主要临床表现为持续3个月以上,甚至2年以上的咳嗽、咳痰或气喘等。早期症状轻微,多在冬季发作;晚期症状加重。

	灸法	体位	取穴	时间/数量	次数/疗程
疗法一	艾条温和灸	合适体位	大椎、风门、大杼、肺俞	每穴灸15～20分钟	每日1～2次,10日为1个疗程
疗法二	艾炷隔姜灸	俯卧位	肺俞	每次灸5～7壮,以局部出现潮红为宜	每日1～2次

增效简方

敷贴法

原料 蜂蜜300克,核桃仁100克,白胡椒、川椒、生姜各50克,冬虫夏草、蛤蚧各30克,香油20克。

用法 将核桃仁单独研成细末;然后将白胡椒、川椒、生姜、冬虫夏草、蛤蚧一起研成细末;铁锅中倒入香油加热,加入蜂蜜,放入研好的粉末,搅拌均匀,需用时取适量涂在膏药或胶布上,然后贴在肺俞、廉泉、定喘、天突、涌泉穴上。24小时换药1次,7次为1个疗程。

功效 可有效缓解慢性支气管炎症状。

定位取穴方法

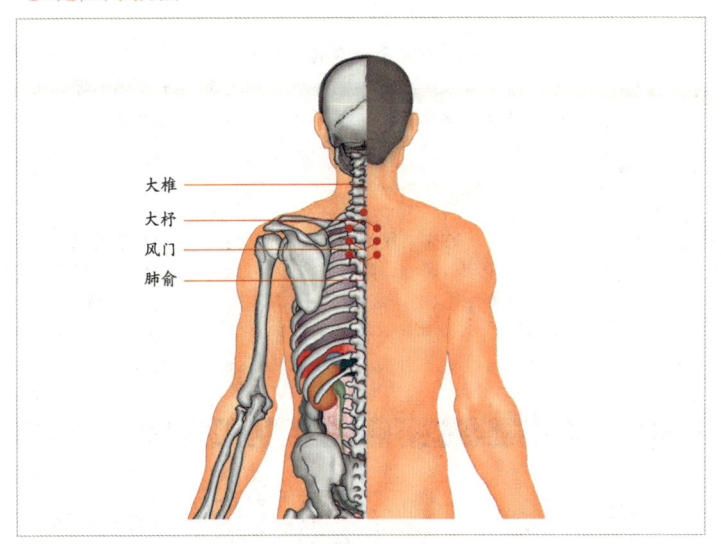

- 大椎
- 大杼
- 风门
- 肺俞

大 椎 在背部，后正中线上，第7颈椎棘突下凹陷中。
风 门 在背部脊柱区，第2胸椎棘突下，后正中线旁开1.5寸。
大 杼 在背部脊柱区，第1胸椎棘突下，后正中线旁开1.5寸。
肺 俞 在背部脊柱区，第3胸椎棘突下，后正中线旁开1.5寸。

操作示例

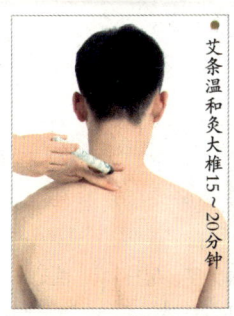

艾条温和灸大椎15~20分钟

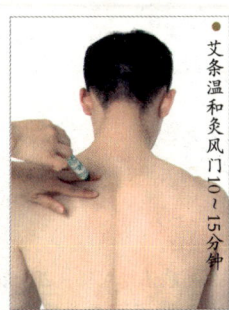

艾条温和灸风门10~15分钟

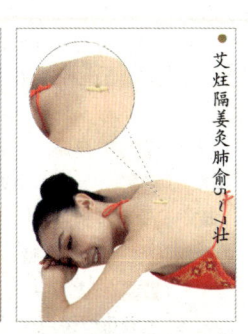

艾炷隔姜灸肺俞5~7壮

慢性咽炎

慢性咽炎是以自觉咽喉中有异物感，但不影响饮食的病症。多因情志不畅、肝气郁结或乘脾犯胃，使津液不得输布，凝结成痰，痰气结于咽喉所致。

症状表现

临床表现为咽部发干、有异物感或轻度疼痛、干咳、恶心，咽部充血呈暗红色、咽后壁可见淋巴滤泡等。

	灸法	体位	取穴	时间/数量	次数/疗程
疗法一	艾条温和灸	坐位	涌泉	施灸时间为15~30分钟，以感觉温热且皮肤潮红为度	1周为1个疗程
疗法二	艾条温和灸	合适体位	大椎、颈夹脊、天突	每次每穴施灸20分钟左右	每日1次，1周为1个疗程

拔罐疗法

增效简方

- **选穴** 尺泽、曲池、膻中。
- **配穴** 太冲、丰隆、内关。
- **体位** 俯卧位。
- **所需器具** 火罐、三棱针。
- **操作** 拔膻中，采用留罐法，以15~20分钟为度，每日1次，曲池、尺泽可以采用常规拔罐法，而且宜在拔罐后配合针刺。

定位取穴方法

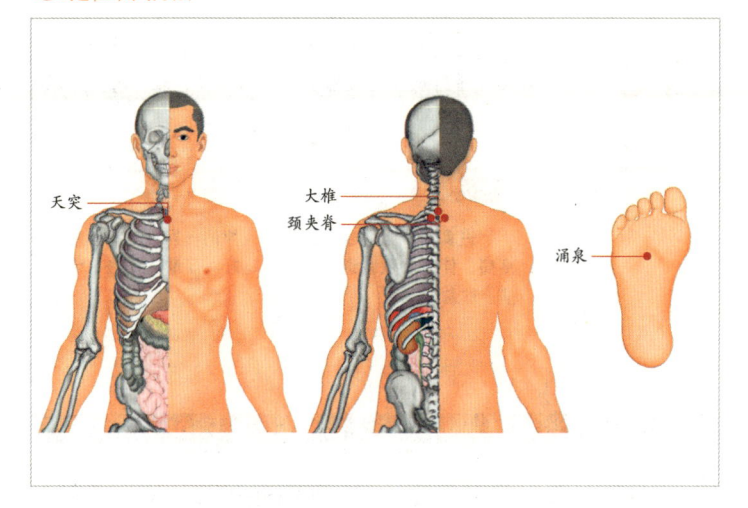

涌　泉　在足底，屈足卷趾时足心最凹陷中。
大　椎　在后正中线上，第7颈椎棘突下凹陷中。
颈夹脊　在颈椎棘突下，后正中线旁开0.5寸。
天　突　在颈部，前正中线上，胸骨上窝中央。

操作示例

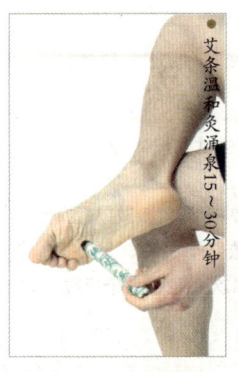

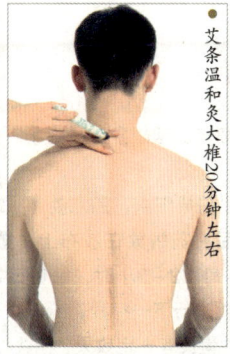

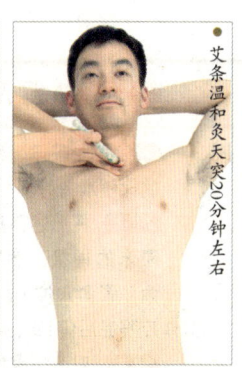

- 艾条温和灸涌泉15~30分钟
- 艾条温和灸大椎20分钟左右
- 艾条温和灸天突20分钟左右

慢性胃炎

慢性胃炎多由脾阳不足、情志不舒、胃阴损伤、肝郁气滞所致。艾灸疗法可温阳暖胃、疏肝理气、滋阴止痛,有助于改善症状。

症状表现

进食后,上腹部多出现无规律的阵发性或持续性疼痛,伴有食欲减退、恶心、呕吐、泛酸、腹胀、消瘦、贫血等。

	灸法	体位	取穴	时间/数量	次数/疗程
疗法一	艾炷无瘢痕灸	合适体位	中脘、足三里、胃俞	每次每穴施灸5壮	每日1次,10次为1个疗程
疗法二	艾炷隔姜灸	合适体位	中脘、脾俞、胃俞、气海、足三里	每次每穴施灸5~7壮	每日1次或隔日1次,10次为1个疗程,每个疗程间休息5日

增效简方

🏵 敷贴疗法

原料 白芥子、细辛、延胡索、生附子、生甘遂按4:3:1:1:1的比例准备好。

用法 将上述药材研成细末,加入姜汁、蜂蜜调匀,做成1厘米×1厘米的饼状;然后将药饼放在胶布上,敷贴于中脘、足三里、脾俞、肾俞穴位上。每次2~3小时,每10日1次,7次为1个疗程,1个疗程完后停1次,再进行下一疗程。

功效 对治疗慢性胃炎有一定效果。

定位取穴方法

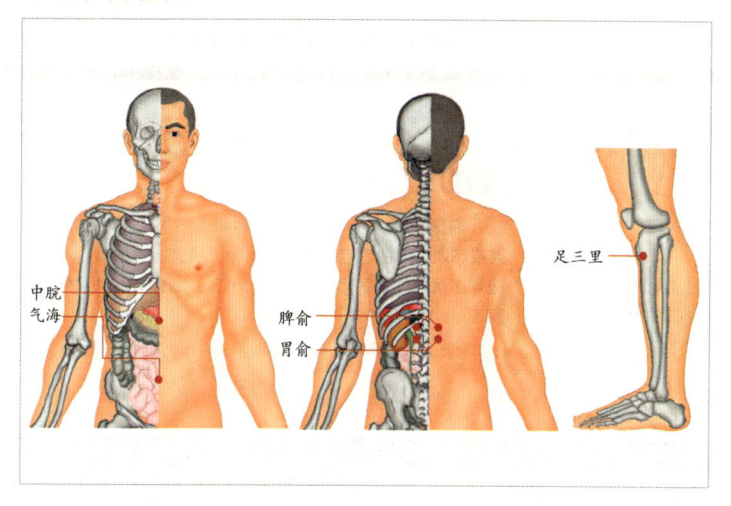

中　脘　在上腹部，前正中线上，脐中上4寸。
足三里　在小腿外侧，犊鼻下3寸，犊鼻与解溪连线上。
胃　俞　在背部脊柱区，第12胸椎棘突下，后正中线旁开1.5寸。
脾　俞　在背部脊柱区，第11胸椎棘突下，后正中线旁开1.5寸。
气　海　在下腹部，前正中线上，脐中下足三里1.5寸。

操作示例

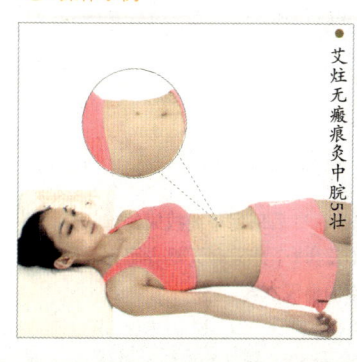

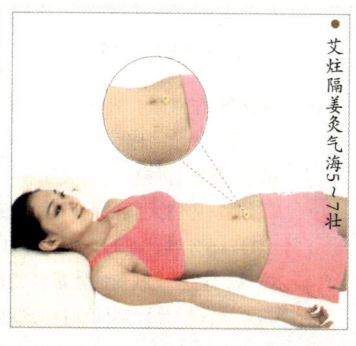

艾炷无瘢痕灸中脘5壮

艾炷隔姜灸气海5～7壮

慢性结肠炎

本病是常见的肠道功能紊乱性疾病,其功能障碍表现为左下腹阵发性绞痛,且排便次数增加,伴有腹胀和排便不畅感。多见于20~50岁的青壮年,女性略多于男性。

症状表现

临床表现为腹痛、腹泻、肠鸣、下坠、大便带黏液或脓血。有的患者还会出现消瘦、贫血、乏力甚至虚弱等症状。严重者常并发肠道大出血、肠穿孔,甚至癌变等。

灸法	体位	取穴	时间/数量	次数/疗程
疗法	艾炷无瘢痕灸	合适体位	上巨虚、气海、中脘、天枢	每次选取3个穴位,每次每穴5壮	每日1次,10次为1个疗程

🏵 拔罐疗法

增效简方

选穴 阳陵泉、大肠俞、天枢。

体位 坐位、俯卧位。

所需器具 火罐。

操作 先将大肠俞、阳陵泉定位,然后采用单纯拔罐的方法,留罐10~15分钟,每日2~3次,10日为1个疗程。天枢亦可采用闪罐的方法,直至皮肤变成紫黑色或罐内出现水汽。

特别注意 治疗期间保持心情舒畅。

❧ 定位取穴方法

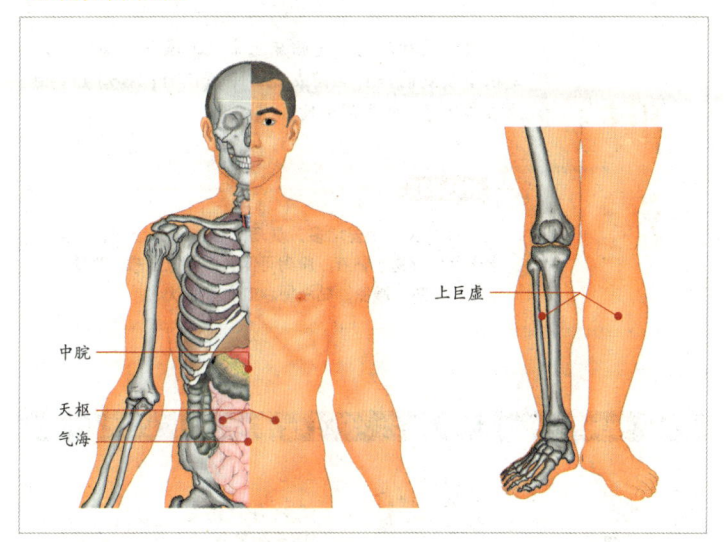

上巨虚 在小腿外侧,犊鼻下6寸,与解溪连线上。
气 海 在下腹部,前正中线上,脐中下1.5寸。
中 脘 在上腹部,前正中线上,脐中上4寸。
天 枢 在腹部,横平脐中,前正中线旁开2寸。

❧ 操作示例

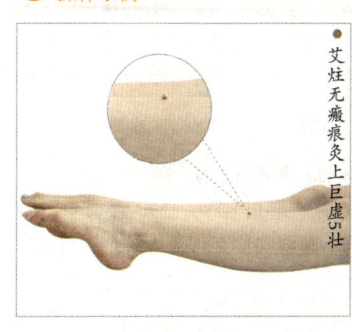

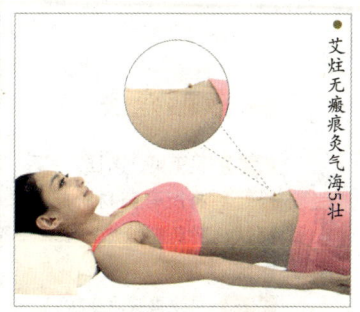

艾炷无瘢痕灸上巨虚5壮

艾炷无瘢痕灸气海5壮

腹泻

腹泻也称泄泻，是临床上常见的症状。通常腹泻是很多疾病的一种共同表现。中医认为，腹泻主要由湿盛与脾胃功能失调所致。

症状表现

排便次数明显增多、粪质清稀、水分增加，甚至含未消化食物或黏液。腹泻可伴有排便急迫感、失禁、呕吐、发热、腹胀、黏液便、血便等症状。

	灸法	体位	取穴	时间/数量	次数/疗程
疗法一	艾条温和灸	坐位	天枢、神阙、合谷、大横、大肠俞	每次每穴施灸15~30分钟	每日1~2次
疗法二	艾炷隔姜灸	合适体位	脾俞、胃俞、大肠俞、关元俞、中脘、天枢	每次每穴施灸3~7壮	每日1次或隔日1次。10次为1个疗程，每个疗程间隔5日

增效简方

🏵 敷贴疗法

原料 吴茱萸、肉桂、丁香、木香、薄荷各适量。

用法 将所有药材研成细末；每次取出10克，加入姜汁调匀成糊状；将药糊炒热，敷于中脘、脾俞穴位上，盖上纱布，用胶布固定。

功效 可改善腹泻症状。

定位取穴方法

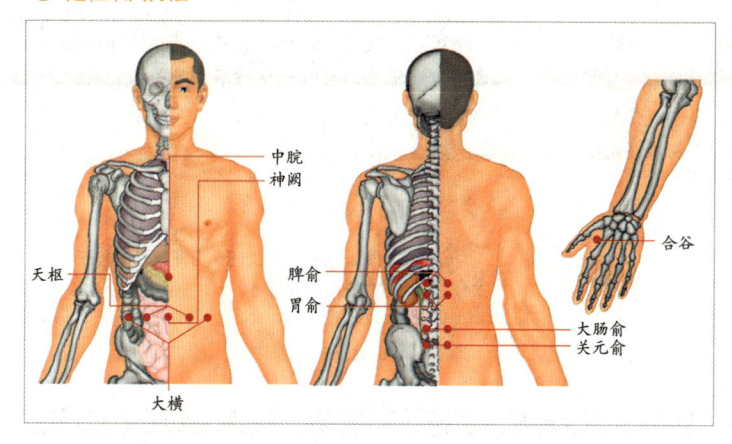

天　枢　在腹部，横平脐中，前正中线旁开2寸。
神　阙　在腹中部，脐中央。
合　谷　在手背，第1、2掌骨间，第2掌骨桡侧的中点处。
大　横　在腹中部，脐中旁开4寸。
大肠俞　在第4腰椎棘突下，后正中线旁开1.5寸。
脾　俞　在背部脊柱区，第11胸椎棘突下，后正中线旁开1.5寸。
胃　俞　在背部脊柱区，第12胸椎棘突下，后正中线旁开1.5寸。
关元俞　在腰部，第5腰椎棘突下，后正中线旁开1.5寸。
中　脘　在上腹部，前正中线上，脐中上4寸。

操作示例

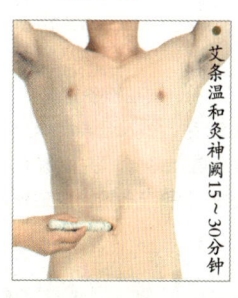

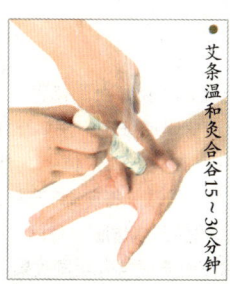

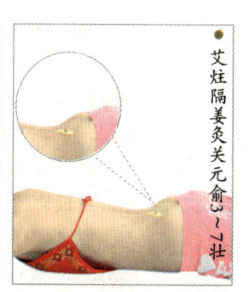

艾条温和灸神阙15～30分钟

艾条温和灸合谷15～30分钟

艾炷隔姜灸关元俞3～7壮

心律失常

中医理论认为,心律失常属于"心悸""怔忡"的范畴,发病原因与心气运行不畅有关。艾灸疗法可疏通心气,改善心律失常。

症状表现

心悸、胸闷、头晕、低血压、出汗,严重者可能诱发心力衰竭或急性心肌梗死。

	灸法	体位	取穴	时间/数量	次数/疗程
疗法一	艾炷隔姜灸	合适体位	膻中、巨阙、厥阴俞、心俞	每次每穴施灸5~7壮	每日1~2次
疗法二	艾条回旋灸 艾炷隔姜灸	合适体位	心俞、膈俞、脾俞	用艾炷隔姜灸,每次每穴施灸3~5壮	每日1次,10次为1个疗程,每个疗程间休息1日
			神门、内关、足三里	用艾条回旋灸,每次每穴施灸10~15分钟	

🌸 敷贴疗法

增效简方

原料 黄精、党参各30克,缬草15克,三七粉、琥珀粉各1克。

用法 将前3味药材研成细末,用时取出25克,加入温开水调成糊状,敷贴在膻中、右侧心俞穴位上,然后盖上纱布,并用胶布固定,每日换药1次。同时,将前3味药材的药末和三七粉、琥珀粉调匀,每次取9克,用温开水送服,每日3次。

功效 对辅助治疗心律失常有明显效果。

🌀 定位取穴方法

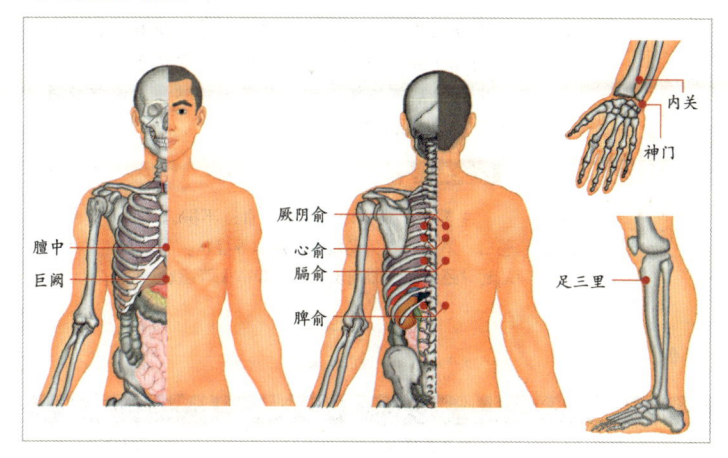

膻 中 在胸部，前正中线上，平第4肋间，两乳头连线的中点。
巨 阙 在上腹部，前正中线上，脐中上6寸。
厥阴俞 在背部脊柱区，第4胸椎棘突下，后正中线旁开1.5寸。
心 俞 在背部脊柱区，第5胸椎棘突下，后正中线旁开1.5寸。
膈 俞 在背部脊柱区，第7胸椎棘突下，后正中线旁开1.5寸。
脾 俞 在背部脊柱区，第11胸椎棘突下，后正中线旁开1.5寸。
神 门 位于腕部，腕掌侧横纹尺侧端，尺侧腕屈肌腱桡侧凹陷处。
内 关 在腕横纹上2寸，掌长肌腱与桡侧腕屈肌腱之间。
足三里 在小腿外侧，犊鼻下3寸，犊鼻与解溪连线上。

🌀 操作示例

艾炷隔姜灸巨阙5～7壮

艾炷隔姜灸厥阴俞5～7壮

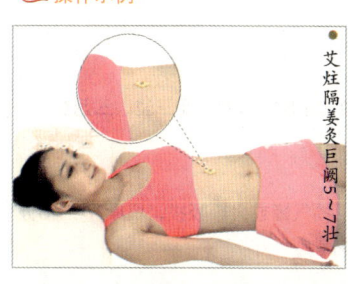

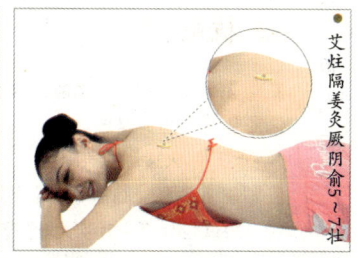

低血压

低血压是指成年人在安静状态下,上肢动脉血压低于12/8千帕(90/60毫米汞柱),常见于体质较弱者。艾灸疗法可提振心阳,使气血通达,从而可改善低血压患者脑供血不足的状况。

症状表现

主要表现为头晕、头痛、食欲不振、耳鸣、脸色苍白、消化不良、易疲劳、足凉等症状。严重者在突然站起时还会出现眼前发黑、头晕欲倒等症状。

	灸法	体位	取穴	时间/数量	次数/疗程
疗法一	艾炷隔姜灸	俯卧位	脾俞、肾俞、督俞、膈俞	每次每穴施灸5~7壮,以患者皮肤发热潮红为度	每日1~2次
疗法二	艾条温和灸	合适体位	气海、关元、百会、肾俞、命门	每次每穴施灸15~20分钟	每日1次,5次为1个疗程,每个疗程间休息1日

增效简方

🏵 拔罐疗法

- **选穴** 涌泉、脾俞、膈俞、膻中、中脘、气海、足三里、三阴交。
- **体位** 俯卧位、坐位。
- **所需器具** 火罐、抽气罐。
- **操作** 在涌泉、膈俞等穴位上用抽气罐或火罐吸拔,留罐10~15分钟,每日1次,7~10次为1个疗程。

对症艾灸特效疗法

☙ 定位取穴方法

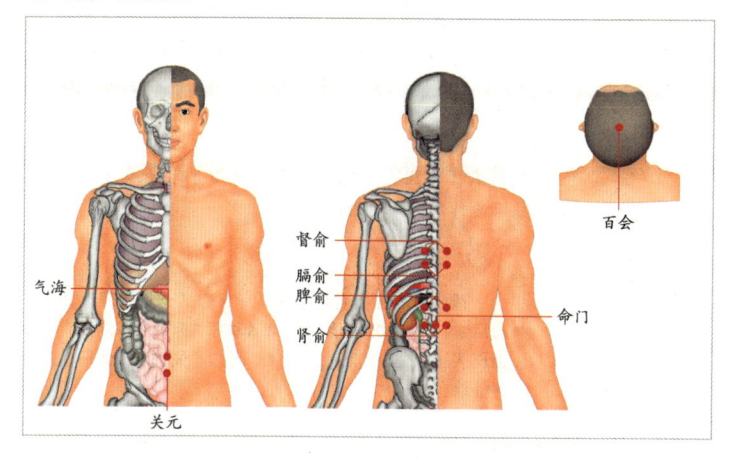

脾　俞　在背部脊柱区，第11胸椎棘突下，后正中线旁开1.5寸。
肾　俞　在腰部，第2腰椎棘突下，后正中线旁开1.5寸。
督　俞　在背部脊柱区，第6胸椎棘突下，后正中线旁开1.5寸。
膈　俞　在背部脊柱区，第7胸椎棘突下，后正中线旁开1.5寸。
气　海　在下腹部，前正中线上，脐中下1.5寸。
关　元　在下腹部，前正中线上，脐中下3寸。
百　会　在头部，前发际正中直上5寸。
命　门　在腰部，第2腰椎棘突下凹陷中。

☙ 操作示例

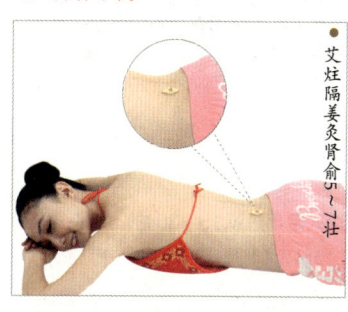

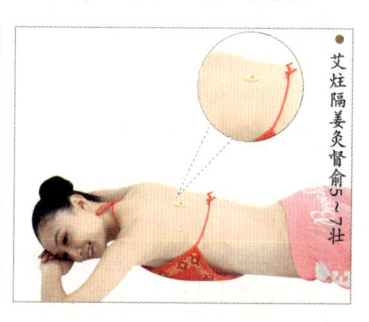

艾炷隔姜灸肾俞5~7壮

艾炷隔姜灸督俞5~7壮

高血压

高血压是最常见的慢性病,其诊断标准为收缩压≥18.66千帕(140毫米汞柱)和(或)舒张压≥12千帕(90毫米汞柱)。

中医认为,高血压分为三种类型,即肝火亢盛、痰浊上扰、阴虚阳亢。艾灸疗法具有行气活血、化痰祛湿的作用,可有效调节血压。

症状表现

最初症状多为容易疲劳、记忆力减退、头晕,休息后症状可消失。劳累或情绪激动等引起的血压升高会出现头痛、恶心、呕吐、心悸、气短、失眠、肢体麻木等症状。

	灸法	体位	取穴	时间/数量	次数/疗程
疗法一	艾条温和灸	合适体位	风池、曲池、太冲、涌泉	每次每穴施灸10分钟左右,以皮肤灼热变红为度	每日1次
疗法二	艾条温和灸	合适体位	涌泉、足三里、风池、太冲、悬钟	每次选取2~4个穴位,每次每穴施灸10分钟左右,以皮肤灼热变红为度	每日1次,10次为1个疗程,每个疗程间休息3日

增效简方

🌸 敷贴疗法

原料 吴茱萸适量。

用法 将吴茱萸研成细末,过筛;需用时取15~30克,加醋调匀,贴于两侧涌泉穴处,次日取下。10日为1个疗程,连用2个疗程。

功效 可辅助治疗高血压。

定位取穴方法

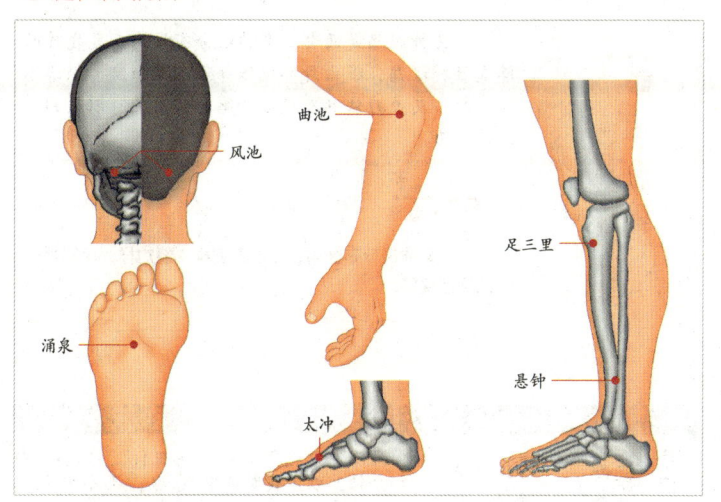

风 池 在项部，枕骨之下，胸锁乳突肌与斜方肌上端之间的凹陷处。
曲 池 在肘横纹外侧端，屈肘，即尺泽与肱骨外上髁连线的中点。
太 冲 第1、2跖骨之间，跖骨底结合部前方凹陷处，拇长伸肌腱外缘。
涌 泉 在足底，屈足卷趾时足心最凹陷中。
足三里 在小腿外侧，犊鼻下3寸，犊鼻与解溪连线上。
悬 钟 在小腿外侧，外踝尖上3寸，腓骨前缘。

操作示例

艾条温和灸风池10分钟左右

艾条温和灸太冲10分钟左右

艾条温和灸涌泉10分钟左右

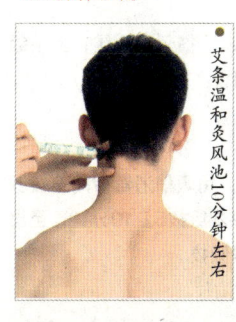

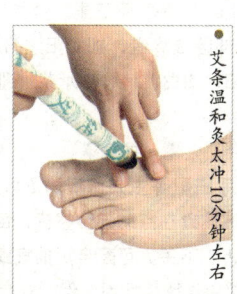

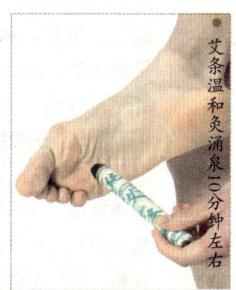

三叉神经痛

三叉神经痛是面部三叉神经分布区内反复发作的阵发性神经痛,多由外邪侵体导致气滞血瘀、经络不通引起。艾灸疗法具有通经活络的作用,可以达到止痛的目的。

症状表现

三叉神经分布区内,出现刀割样、烧灼样、顽固性的剧烈疼痛。

	灸法	体位	取穴	时间/数量	次数/疗程
疗法一	艾条雀啄灸	合适体位	内庭、少府	每次每穴施灸10~15分钟,以皮肤发热潮红为度	每日1次,5次为1个疗程,每个疗程间休息1日
疗法二	艾条雀啄灸	坐位	四白、颧髎	每次每穴施灸15~20分钟,以皮肤潮红并感到温热为度	每日1次或隔日1次,10次为1个疗程

拔罐疗法

增效简方

选穴 风池、翳风、下关、手三里、合谷。

配穴 眼眶、鼻部区域痛者,加太阳、阳白、攒竹、头维;上下颌区域痛者,加太阳、四白、地仓、承浆、迎香。

体位 坐位。

所需器具 三棱针、火罐、抽气罐。

操作 对合谷、手三里等主穴常规消毒后,用酒精消毒后的三棱针点刺放血,再用玻璃罐在点刺部位拔罐,每次吸拔5~10分钟,至出血量为1~2毫升止。下关亦可配用抽气罐吸拔。

特别注意 拔罐前应先明确病因,然后对症治疗。

🌀 定位取穴方法

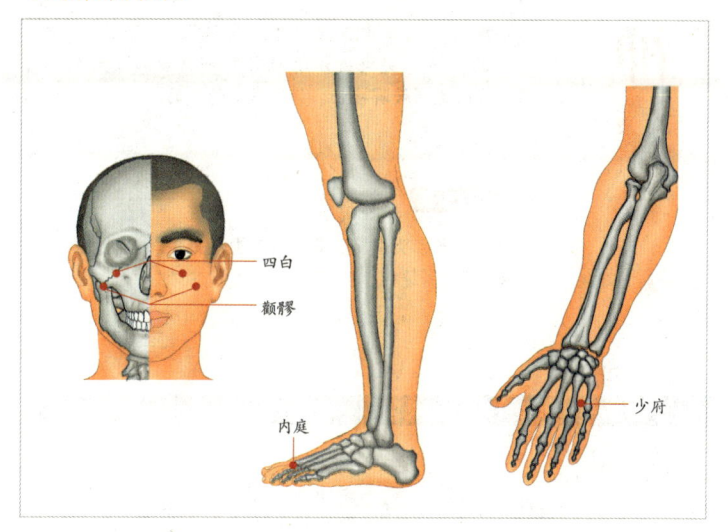

内　庭　在足背，第2、3趾间，趾蹼缘后方赤白肉际处。
少　府　在手掌面，横平第5掌指关节近端，第4、5掌骨之间。
四　白　在面部，瞳孔直下，平鼻翼下缘，眶下孔处。
颧　髎　在面部，目外眦直下，颧骨下缘的凹陷中。

🌀 操作示例

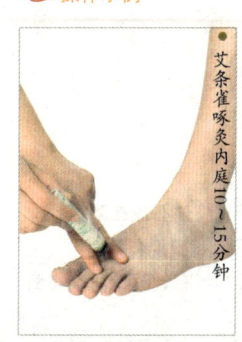

艾条雀啄灸内庭10～15分钟

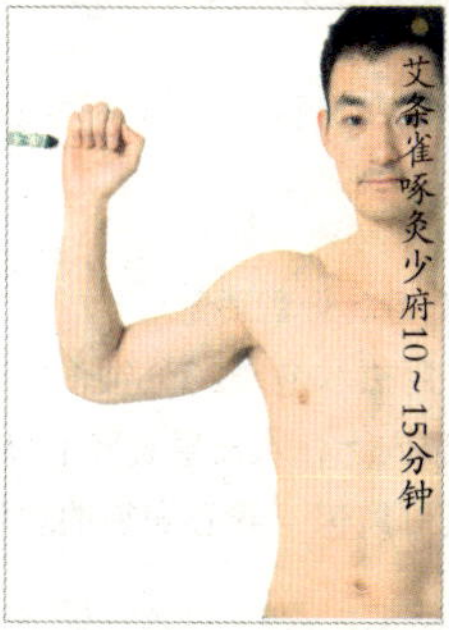

艾条雀啄灸少府10～15分钟

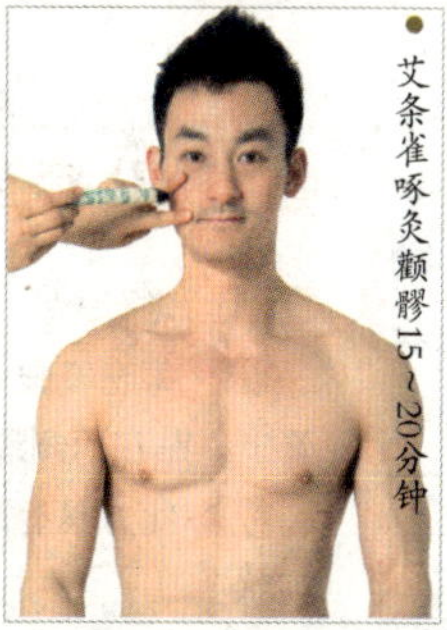

艾条雀啄灸颧髎15～20分钟

神经衰弱

神经衰弱在中医里属于"郁证""不寐""健忘"的范畴。艾灸疗法有疏肝解郁、养心安神的作用,从而达到缓解症状、促进康复的目的。

症状表现

头胀、头昏、头痛、注意力不集中、记忆力减退、失眠多梦。

	灸法	体位	取穴	时间/数量	次数/疗程
疗法一	艾条温和灸	坐位	百会、四神聪	每次每穴施灸20~30分钟	每日1次,10次为1个疗程,每个疗程间休息3日
疗法二	艾条温和灸	合适体位	太溪、内关、百会、心俞、神门	每次选取2~3个穴位,每次每穴施灸10分钟	每日1次,10次为1个疗程

增效简方

🌸 敷贴疗法

原料 磁石9克、麝香壮骨膏适量。

用法 每晚临睡前用热水泡脚20分钟,擦干;将磁石放在麝香壮骨膏上,贴在两侧涌泉穴上,次日早晨取下即可。每日换药1次。

功效 此方具有疏肝解郁、养心安神的功效,可有效改善神经衰弱症状。

定位取穴方法

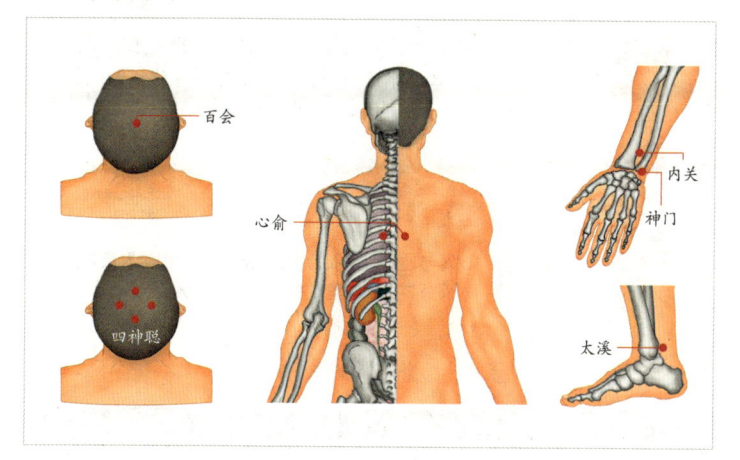

百 会	在头部，前发际正中直上5寸。
四神聪	在头顶部，百会穴前后左右各1寸，共4穴。
太 溪	在踝区，内踝尖与跟腱之间的凹陷中。
内 关	在前臂掌侧，曲泽与大陵的连线上，腕横纹上2寸，掌长肌腱与桡侧腕屈肌腱间。
心 俞	在背部脊柱区，第5胸椎棘突下，后正中线旁开1.5寸。
神 门	位于腕部，腕掌侧横纹尺侧端，尺侧腕屈肌腱桡侧凹陷处。

操作示例

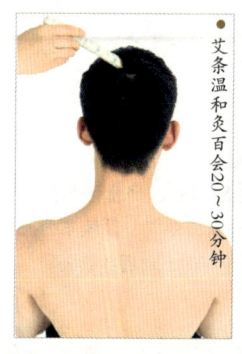

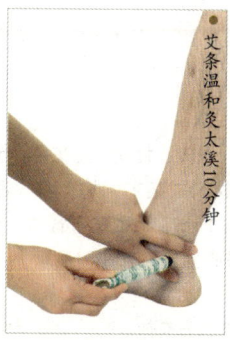

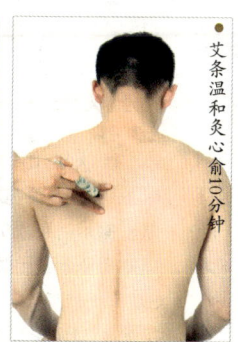

艾条温和灸百会20~30分钟

艾条温和灸太溪10分钟

艾条温和灸心俞10分钟

泌尿系统结石

中医认为，泌尿系统结石是由肾脾亏虚、湿热下注、气滞血瘀导致的。艾灸疗法可以健脾强肾、祛热除湿、行气活血，因此可改善其症状。

症状表现

以肾与输尿管结石为常见，临床表现因结石所在部位不同而有异，但常有绞痛、血尿等症状。

灸法	体位	取穴	时间/数量	次数/疗程
疗法	艾条温和灸	合适体位	三焦俞、阴谷、肾俞、膀胱俞、三阴交、天枢、气海、京门	每次取3~5个穴位，每次每穴施灸10~15分钟	每日1次，10次为1个疗程，每个疗程间休息2~3日

增效简方

🌸 敷贴法

原料 大枣10颗，大戟、甘遂、芫花各等份。

用法 将上述药材研成细末，加入75%乙醇溶液、蜂蜜调匀成膏状；需用时每次取3~5克，敷贴于肾俞、神阙、中极、阴陵泉、三阴交穴位上，用胶布固定，48小时后取下，停药6小时后继续外敷。5次为1个疗程。

功效 对泌尿系统结石有效。

定位取穴方法

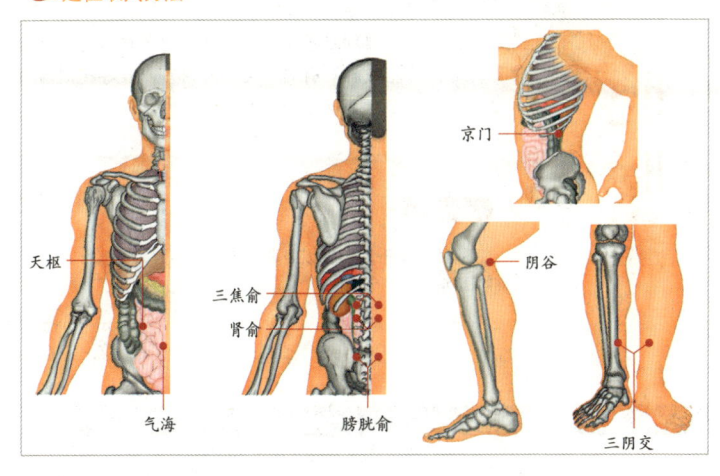

三焦俞　在腰部，第1腰椎棘突下，后正中线旁开1.5寸。
阴　谷　在腘窝内侧，腘横纹上，半腱肌肌腱与半膜肌肌腱之间。
肾　俞　在腰部，第2腰椎棘突下，后正中线旁开1.5寸。
膀胱俞　在骶部，横平第2骶后孔，骶正中嵴旁开1.5寸。
三阴交　在小腿内侧，内踝尖上3寸，胫骨内侧缘后际。
天　枢　在腹部，横平脐中，前正中线旁开2寸。
气　海　在下腹部，前正中线上，脐中下1.5寸。
京　门　在侧腰部，章门后1.8寸，第12肋骨游离端的下方。

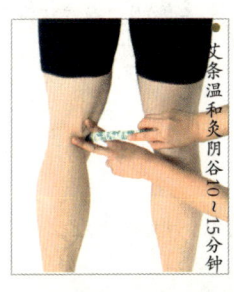

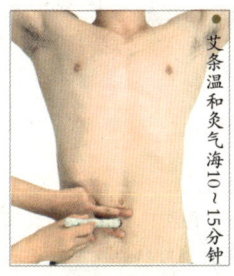

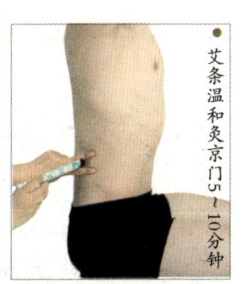

操作示例

艾条温和灸阴谷10~15分钟

艾条温和灸气海10~15分钟

艾条温和灸京门5~10分钟

肥胖症

中医认为,肥胖症多由痰湿壅塞阻碍气机运行,且脾胃的运化功能减弱而引起。艾灸疗法可以改善气虚与痰湿壅塞的状况,辅助治疗肥胖症。

症状表现

将体重(千克)除以身高(米)的平方,数值≥25即为肥胖。

	灸法	体位	取穴	时间/数量	次数/疗程
疗法一	艾条温和灸	合适体位	太冲、公孙	每次每穴施灸15~20分钟	每日1次,10次为1个疗程,每个疗程间休息3日
疗法二	艾条温和灸或艾条回旋灸	合适体位	肺俞、肝俞、肾俞、膈俞、胃俞	每次每穴施灸15~20分钟	每日1次,10次为1个疗程,每个疗程间休息3日
疗法三	艾条温和灸或艾条回旋灸	合适体位	中脘、水分、关元、三阴交、阳陵泉	每次每穴施灸15~20分钟	每日1次,10次为1个疗程,每个疗程间休息3日。与疗法二交替使用

增效简方

魔芋精粉

原料 魔芋精粉适量。

用法 用开水冲服,每次1~2克,每日3次,3个月为1个疗程。

功效 适用于肥胖症。

定位取穴方法

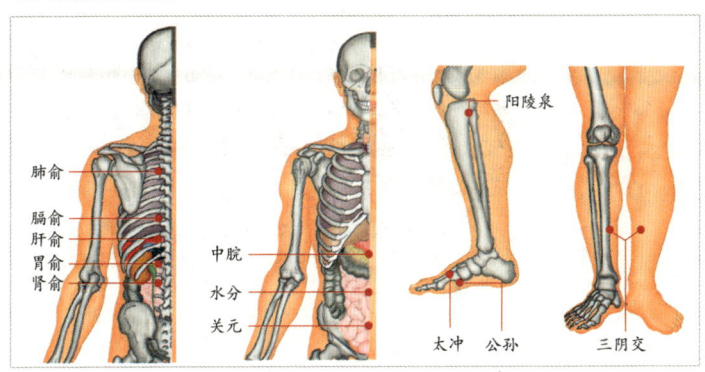

太　冲　在足背，第1、2跖骨之间，跖骨底结合部前方凹陷处，在拇长伸肌腱外缘处。
公　孙　在跖区，第1跖骨底的前下缘赤白肉际处。
肺　俞　在背部脊柱区，第3胸椎棘突下，后正中线旁开1.5寸。
肝　俞　在背部脊柱区，第9胸椎棘突下，后正中线旁开1.5寸。
肾　俞　在腰部，第2腰椎棘突下，后正中线旁开1.5寸。
膈　俞　在背部脊柱区，第7胸椎棘突下，后正中线旁开1.5寸。
胃　俞　在背部脊柱区，第12胸椎棘突下，后正中线旁开1.5寸。
中　脘　在上腹部，前正中线上，脐中上4寸。
水　分　在上腹部，前正中线上，脐中上1寸。
关　元　在下腹部，前正中线上，脐中下3寸。
三阴交　在小腿内侧，内踝尖上3寸，胫骨内侧缘后际。
阳陵泉　在小腿外侧，位于腓骨头前下方凹陷处。

操作示例

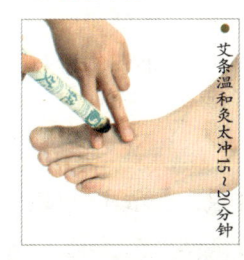

艾条温和灸太冲15～20分钟

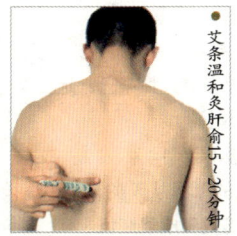

艾条温和灸肝俞15～20分钟

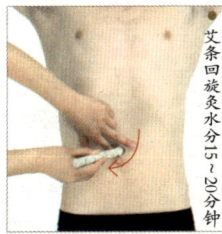

艾条回旋灸水分15～20分钟

咳嗽

中医将咳嗽分为外感咳嗽和内伤咳嗽。外感咳嗽常因气候变化引起;而内伤咳嗽则是由脏腑功能失调影响到肺所致。中医外治疗法可以通过对体表的作用影响深层气血的流通,从而促进邪气的外泄。

症状表现

外感咳嗽常伴有头痛、身痛、鼻塞、流涕、咽干等外感症状;内伤咳嗽往往咳嗽时间较长,而且反复发作。

	灸法	体位	取穴	时间/数量	次数/疗程
疗法一	艾条温和灸或回旋灸	合适体位	肺俞、孔最、太溪	每次每穴施灸15分钟左右	每日1组,2组轮换,每组灸3~4日
疗法二	艾条温和灸	合适体位	足三里、丰隆	每次每穴施灸15分钟左右	

增效简方

刮痧疗法

选穴 天突、膻中、尺泽、肺俞。

配穴 外感邪气所引起者,加风池、风门;内伤咳嗽者,加脾俞、肾俞、三阴交;痰多者,加丰隆、足三里;胸闷者,加内关。

体位 仰卧位、坐位。

所需器具 刮痧板、瓷勺。

操作 用刮痧板的厚缘从天突至膻中进行刮拭,再刮尺泽、肺俞,直到皮肤出现痧痕或变成紫红色。

第三章 外科、骨科疾病的艾灸疗法

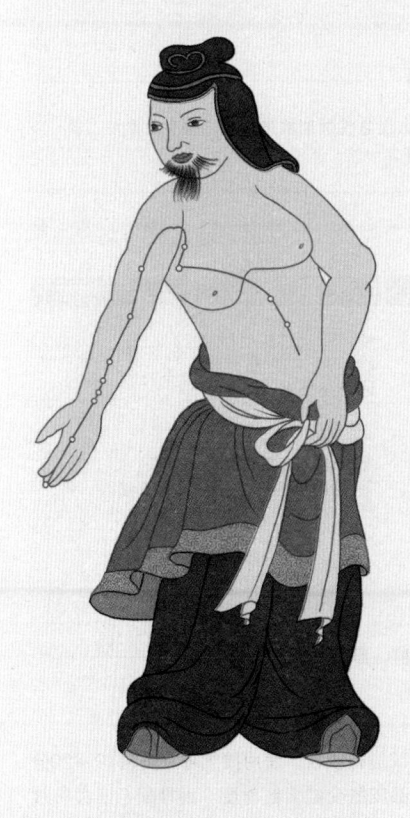

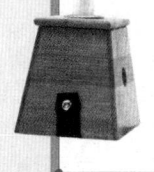

落枕

落枕的疼痛来源于颈项部位的小关节扭错或肌肉因缺血而发生痉挛。艾灸疗法可以疏通经络、畅通气血，从而改善落枕的症状。

症状表现

睡醒后出现急性颈部肌肉痉挛、强直、酸胀、疼痛及转头不便等症状。

	灸法	体位	取穴	时间/数量	次数/疗程
疗法一	艾条回旋灸	坐位或仰卧位	大椎、肩井、大杼	每次每穴灸10~15分钟，以患者感觉舒适、皮肤潮红为度	每日1次，5次为1个疗程
疗法二	艾条温和灸	坐位	阿是穴、大椎、外劳宫、悬钟、外关	每次选3~5个穴位，每穴10~15分钟	每日1次，5次为1个疗程

拔罐疗法

增效简方

- **选穴** 大椎、天柱、肩外俞、悬钟、后溪、列缺。
- **体位** 仰卧位、坐位。
- **所需器具** 抽气罐、三棱针。
- **操作** 首先对肩外俞、列缺进行吸拔，使用抽气罐，留罐10~20分钟，吸力不宜太强，以局部皮肤变成紫红为度。大椎配合三棱针放血治疗，使血由紫黑色变成红色为宜。吸拔后溪的时候要选用小号的抽气罐，而且吸拔时间不宜过长，以3~5分钟为宜。而悬钟、天柱也需要选用小号的抽气罐进行操作。

定位取穴方法

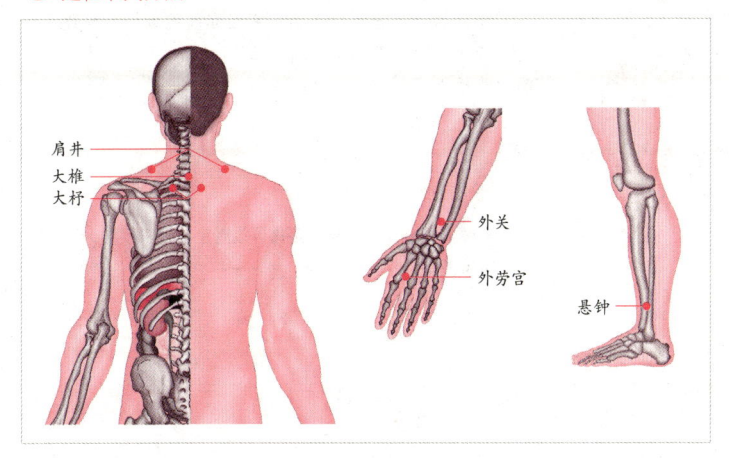

大 椎	在背部，后正中线上，第7颈椎棘突下凹陷中。
肩 井	在肩上，前直乳中，在大椎与肩峰端连线的中点上。
大 杼	在背部脊柱区，第1胸椎棘突下，后正中线旁开1.5寸。
阿是穴	颈部疼痛最明显处。
外劳宫	在手背部，第2、3掌骨间，掌指关节后大约0.5寸处。
悬 钟	在小腿外侧，外踝尖上3寸，腓骨前缘。
外 关	在前臂后区，腕背侧远端横纹上2寸，尺骨与桡骨之间。

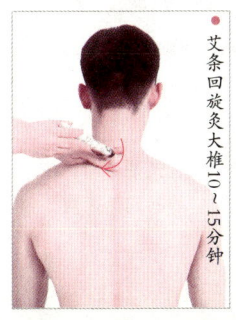

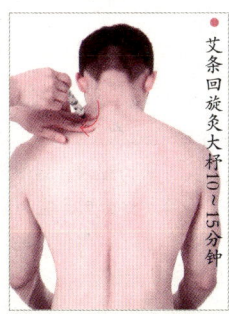

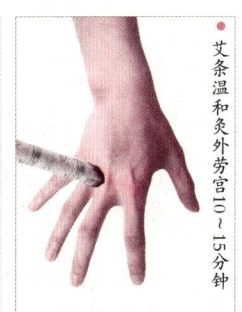

操作示例

艾条回旋灸大椎10~15分钟

艾条回旋灸大杼10~15分钟

艾条温和灸外劳宫10~15分钟

颈椎病

中医认为,颈椎病多由风寒湿邪或气血不足所致,艾灸疗法可以温经散寒、疏经活络、疏通气血,从而辅助治疗颈椎病。

症状表现

颈肩臂疼痛、僵硬,疼痛可放射至前臂、手指,指尖有麻木感。

	灸法	体位	取穴	时间/数量	次数/疗程
疗法一	艾条回旋灸	坐位或俯卧位	颈百劳、大椎、天柱、大杼	每次每穴施灸10~15分钟	每日1次,10次为1个疗程,每个疗程间休息1日
疗法二	艾炷无瘢痕灸	合适体位	大椎、外关、合谷、天柱、阿是穴、后溪	每次选3~5个穴位,每次每穴施灸3~5壮	每日施灸1~2次

增效简方

附子灸雌鸡

原料 乌雌鸡1只,生附子30克。

用法 将生附子去皮尖,研为细末;乌雌鸡宰杀,清洗干净;把生附子末撒于乌雌鸡上,用火灸黄焦,捣为散。空腹时用酒送服,每次5~10克(用量可逐渐增加),每日2~3次。

功效 适用于颈椎病寒湿痹阻证。

定位取穴方法

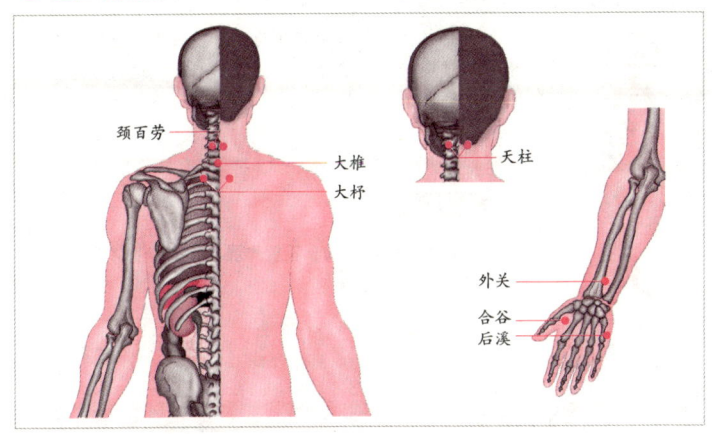

颈百劳　第7颈椎棘突直上2寸，后正中线旁开1寸。
大　椎　在后正中线上，第7颈椎棘突下凹陷中。
天　柱　在项部，位于斜方肌外缘之后发际凹陷中，约后发际正中旁开1.3寸。
大　杼　在背部脊柱区，第1胸椎棘突下，后正中线旁开1.5寸。
外　关　在前臂后区，腕背侧远端横纹上2寸，尺骨与桡骨之间。
合　谷　在手背，第1、2掌骨间，第2掌骨桡侧的中点处。
阿是穴　疼痛最明显的区域。
后　溪　在第5掌指关节尺侧后的掌指横纹头赤白肉际凹陷中。

操作示例

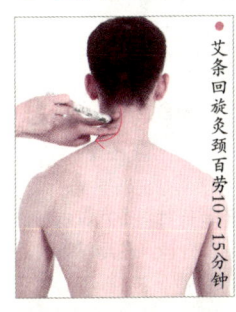

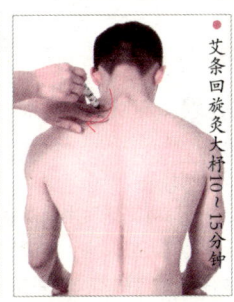

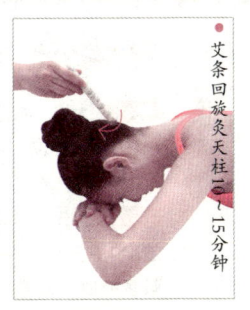

艾条回旋灸颈百劳10～15分钟

艾条回旋灸大杼10～15分钟

艾条回旋灸天柱10～15分钟

强直性脊柱炎

中医认为,此病由肝肾两虚、气血不足、气滞血瘀引起。艾灸疗法可温肾补阳、活血化瘀、疏通经络,因此对本病有效。

症状表现

颈部到髋部疼痛,不能伸展,骨痛,身体沉重,有麻痹感,活动受限。

	灸法	体位	取穴	时间/数量	次数/疗程
疗法一	艾条回旋灸	合适体位	三阴交、足三里	每次每穴施灸15~30分钟	每日1~2次,灸至症状减退或消失
疗法二	艾条温和灸	合适体位	肝俞、脾俞、肾俞、夹脊	每次每穴施灸15~30分钟,以患者局部皮肤潮红灼热为度	每日1~2次,灸至症状消失

增效简方

拔罐疗法

选穴 大椎、陶道、身柱、至阳至命门、肾俞、气海俞、环跳、承山。

体位 俯卧位。

所需器具 火罐、三棱针。

操作 首先对穴位进行消毒,然后用消毒后的三棱针对各穴位点刺,放血1~2毫升,再在穴位上拔火罐,留罐5~10分钟。在局部吸拔出较多瘀血后起罐。如果未愈,隔2~3日可重复进行。

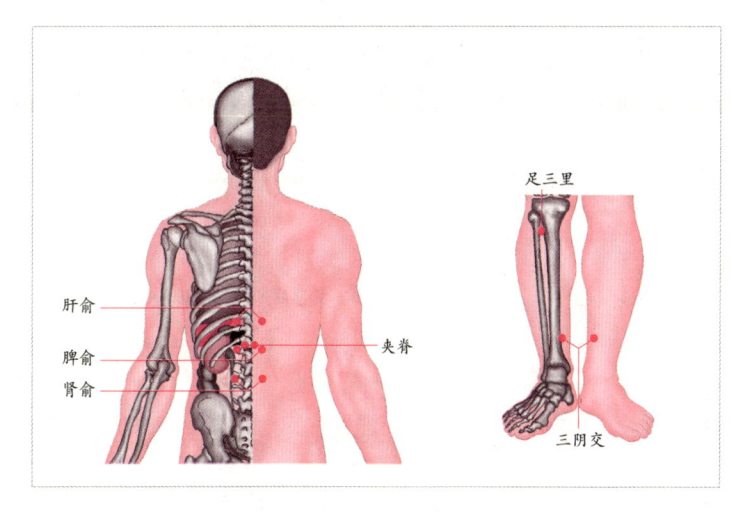

三阴交	在小腿内侧，内踝尖上3寸，胫骨内侧缘后际。
足三里	在小腿外侧，犊鼻下3寸，犊鼻与解溪连线上。
肝 俞	在背部脊柱区，第9胸椎棘突下，后正中线旁开1.5寸。
脾 俞	在背部脊柱区，第11胸椎棘突下，后正中线旁开1.5寸。
肾 俞	在腰部，第2腰椎棘突下后正中线旁开1.5寸。
夹 脊	在脊柱区，第1胸椎至第5腰椎棘突下，后正中线旁开0.5寸。

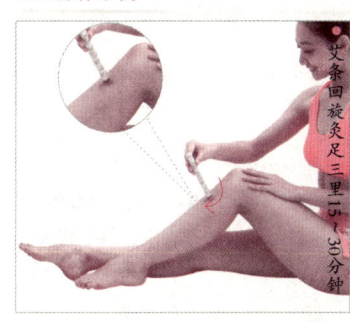

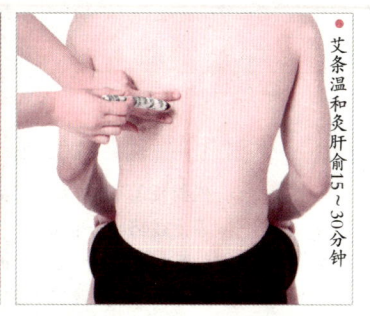

操作示例

艾条回旋灸足三里15～30分钟

艾条温和灸肝俞15～30分钟

腰肌劳损

中医认为,腰肌劳损多由寒湿入侵、年老肾虚、劳欲过度引起。艾灸疗法可以通经活络,有效治疗腰肌劳损。

症状表现

腰部酸痛或冷痛,劳累后加重,休息时减轻。

	灸法	体位	取穴	时间/数量	次数/疗程
疗法一	艾炷无瘢痕灸	俯卧位	志室、阿是穴、肾俞、大肠俞	每次每穴施灸5~7壮,以局部皮肤潮红温热为度	每日1次,6次为1个疗程
疗法二	艾条回旋灸	合适体位	命门、肾俞、阿是穴、夹脊	每次每穴施灸15~20分钟,以局部皮肤潮红灼热为度	每日1~2次

增效简方

敷贴法

原料 生姜120克,吴茱萸90克,花椒60克,肉桂、葱头各30克。

用法 将上述药材一起炒热,取适量,放入纱布袋中,敷于腰部。每日1次,5次为1个疗程。

功效 止痛,可缓解腰部不适。

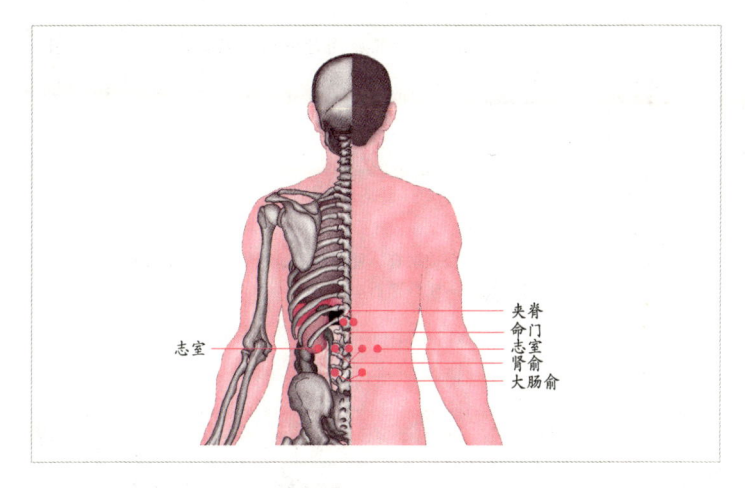

志　室　在第2腰椎棘突下，后正中线旁开3寸。
阿是穴　腰部疼痛最明显处。
肾　俞　在腰部，第2腰椎棘突下，后正中线旁开1.5寸。
大肠俞　第4腰椎棘突下，旁开1.5寸。
命　门　在腰部，后正中线上，第2腰椎棘突下凹陷中。
夹　脊　在脊柱区，第1胸椎至第5腰椎棘突下，后正中线旁开0.5寸。

操作示例

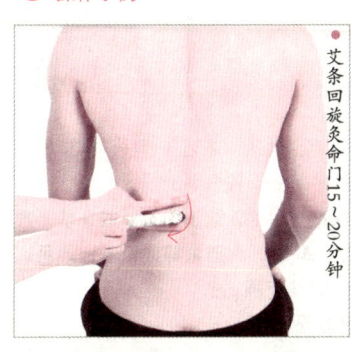

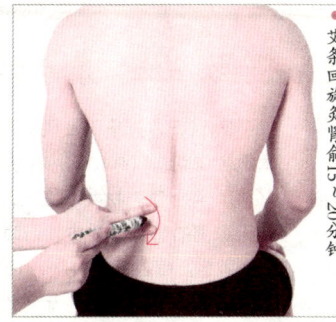

● 艾条回旋灸命门15~20分钟

● 艾条回旋灸肾俞15~20分钟

腰椎间盘突出症

中医认为,腰椎间盘突出症主要是由风寒湿邪引起的,艾灸疗法可以散风祛湿、舒筋活络,从而改善其症状。

症状表现

下肢放射痛、腰背酸痛、神经痛、感觉障碍、步态不稳、间歇性跛行。

	灸法	体位	取穴	时间/数量	次数/疗程
疗法一	艾炷隔姜灸	俯卧位	大肠俞、腰眼、肾俞、腰阳关	每次每穴施灸5~7壮,以局部皮肤潮红灼热为度	每日1~2次,灸至症状减轻或消失
疗法二	艾条回旋灸	合适体位	肾俞、阿是穴、承山、殷门、大肠俞、环跳、阳陵泉、悬钟	每次选取4~5个穴位,每次每穴施灸10~15分钟	每日1次,10次为1个疗程,每个疗程间休息1日

增效简方

🏵 敷贴法

原料 当归、丹参、海风藤各15克,独活、羌活、桑枝、荆三棱、木瓜各12克,川芎10克,桂枝6克,乳香、没药各5克。

用法 将上述药材共研细末,取适量,加入醋调匀,制成饼状,敷贴于患侧的悬钟、委中、阳陵泉、环跳、大肠俞等穴位上,外用追风膏固定。每2日换药1次,10次为1个疗程。

功效 对于治疗腰椎间盘突出症效果显著。

| 对症艾灸特效疗法

大肠俞	第4腰椎棘突下，旁开1.5寸。
腰 眼	横平第4腰椎棘突下，后正中线上，旁开3.5寸凹陷处。
肾 俞	在腰部，第2腰椎棘突下，后正中线旁开1.5寸。
腰阳关	在腰部，后正中线上，第4腰椎棘突下凹陷中。
阿是穴	腰部疼痛最明显处。
承 山	在小腿后面正中，委中与昆仑之间，伸直小腿，腓肠肌肌腹下出现尖角凹陷处。
殷 门	在股后区，臀沟下6寸，股二头肌与半腱肌之间。
环 跳	侧卧屈股，在股骨大转子最凸点与骶管裂孔连线的外1/3与中1/3交点处。
阳陵泉	在小腿外侧，位于腓骨头前下方凹陷处。
悬 钟	在小腿外侧，外踝尖上3寸，腓骨前缘。

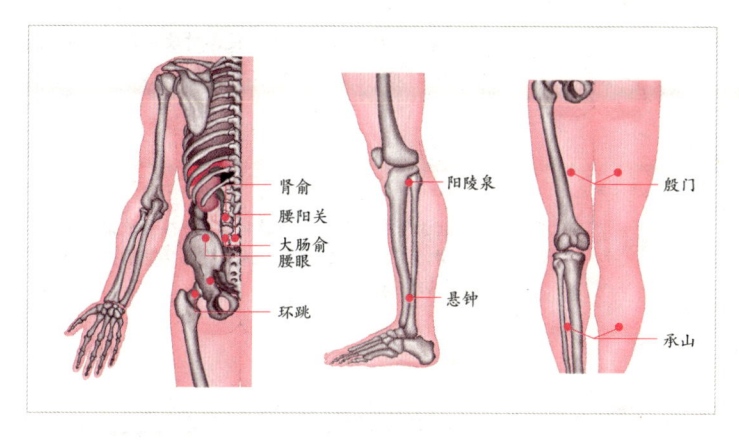

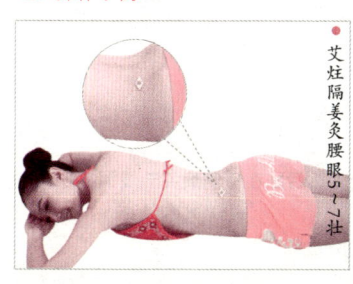

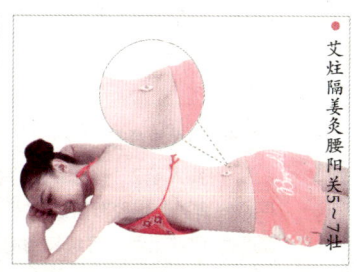

操作示例

● 艾炷隔姜灸腰眼5~7壮

● 艾炷隔姜灸腰阳关5~7壮

47

肩周炎

中医认为，肩周炎多为风寒侵体所致。艾灸疗法可以祛风散寒、舒筋活络，改善肩周炎的症状。

症状表现

初起为阵发性肩部隐痛或刺痛，疼痛可放射到颈部或上臂，逐渐发展到持续性疼痛，并伴有肩关节疼痛、活动功能障碍。

	灸法	体位	取穴	时间/数量	次数/疗程
疗法一	艾条回旋灸	合适体位	肩髎、肩贞、肩髃、肩前	每次每穴施灸15～30分钟	每日1次，7次为1个疗程，灸至症状改善
疗法二	艾炷隔姜灸	合适体位	肩髎、肩贞、天宗、阳陵泉、肩髃、阿是、曲池	每次每穴施灸7～10壮	每日或隔日1次，10次为1个疗程

增效简方

敷贴法

原料 仙人掌适量。

用法 仙人掌去刺，捣成泥状，然后贴在患侧肩关节周围，外包一层塑料薄膜，用胶布固定。

功效 舒筋活络，可缓解肩周炎症状。

定位取穴方法

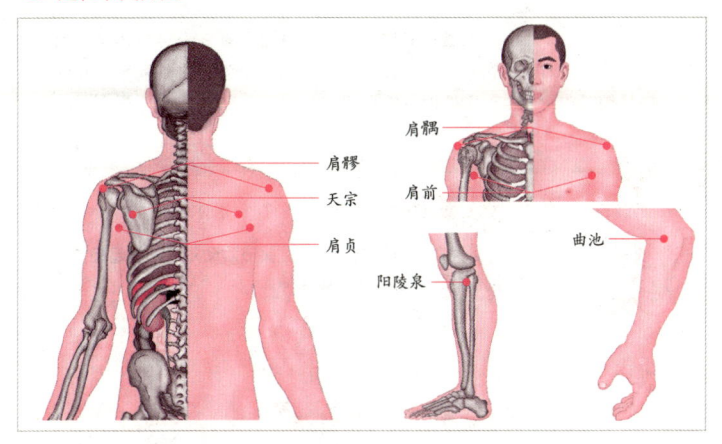

肩 髎 在三角肌区，肩峰角与肱骨大结节两骨间凹陷中。
肩 贞 在肩胛区肩关节后下方，臂内收时，腋后纹头直上1寸。
肩 髃 在肩部三角肌上，臂外展或向前平伸时，肩峰前下方凹陷处。
肩 前 在肩部，腋前皱襞顶端与肩髃连线中点。
天 宗 在肩胛区，冈下窝中央凹陷处，与第4胸椎平齐。
阳陵泉 在小腿外侧，位于腓骨头前下方凹陷处。
阿是穴 疼痛最明显的部位。
曲 池 在肘横纹外侧端，屈肘，即尺泽与肱骨外上髁连线的中点。

操作示例

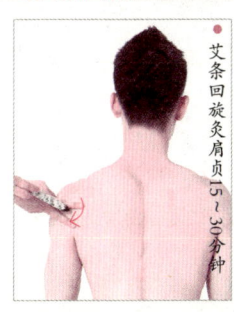

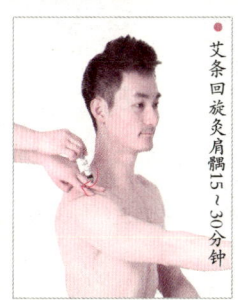

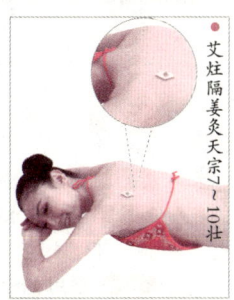

● 艾条回旋灸肩贞15～30分钟

● 艾条回旋灸肩髃15～30分钟

● 艾炷隔姜灸天宗7～10壮

风湿性关节炎

寒湿热邪阻滞经络,就会导致气血运行不畅,引起关节疼痛。艾灸疗法可以祛风除湿、温经散寒、疏经活络,改善此病的症状。

症状表现

关节部位肿胀、疼痛,关节活动障碍,晨起感觉手指僵硬,手脚麻痹不能屈伸。

灸法	灸法	体位	取穴	时间/数量	次数/疗程
疗法	艾条回旋灸	合适体位	内关、神门、外关、阳溪	选取患侧穴位,每次每穴施灸10分钟	每日1次,10次为1个疗程,每个疗程间休息1日
			尺泽、少海、曲池、手三里		
			肩井、肩贞、肩髃、大椎、风门、命门		
			风市、殷门、环跳、承扶		
			阿是、阳陵泉、梁丘、血海、阴陵泉		
			太溪、三阴交、昆仑、解溪		

增效简方

秦艽方

原料 秦艽100克。

用法 将秦艽水煎,用其清洗红肿关节。每日2次,每次洗约30分钟,7日为1个疗程。

功效 适用于风湿性关节炎。

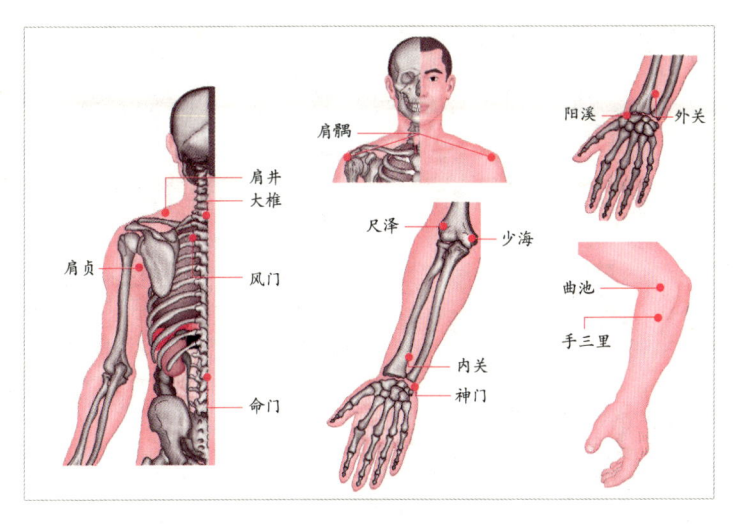

内 关	在腕横纹上2寸，掌长肌腱与桡侧腕屈肌腱之间。
神 门	位于腕部，腕掌侧横纹尺侧端，尺侧腕屈肌腱桡侧凹陷处。
外 关	在前臂后区，腕背侧远端横纹上2寸，尺骨与桡骨之间。
阳 溪	在腕背横纹桡侧，当拇指上翘时，在拇短伸肌腱与拇长伸肌腱间凹陷处。
尺 泽	在肘区，位于肘横纹上，肱二头肌腱桡侧缘凹陷中。
少 海	在肘前区，肘横纹内侧端与肱骨内上髁连线的中点处。
曲 池	在肘横纹外侧端，屈肘，即尺泽与肱骨外上髁连线的中点。
手三里	在前臂背面桡侧，阳溪与曲池连线上，肘横纹下2寸。
肩 井	在肩上，前直乳中，大椎与肩峰端连线的中点上。
肩 贞	在肩胛区肩关节后下方，臂内收时，腋后纹头直上1寸。
肩 髃	在肩部三角肌上，臂外展或向前平伸时，肩峰前下方凹陷处。
大 椎	在背部，后正中线上，第7颈椎棘突下凹陷中。
风 门	在背部脊柱区，第2胸椎棘突下，后正中线旁开1.5寸。
命 门	在腰部，后正中线上，第2腰椎棘突下凹陷中。
风 市	在大腿外侧部中线上，腘横纹上7寸，股外侧肌与股二头肌之间。
殷 门	在股后区，臀沟下6寸，股二头肌与半腱肌之间。
环 跳	侧卧屈腿，在股骨大转子最凸点与骶管裂孔连线的外1/3与中1/3交点处。
承 扶	大腿后面，臀横纹中点处。

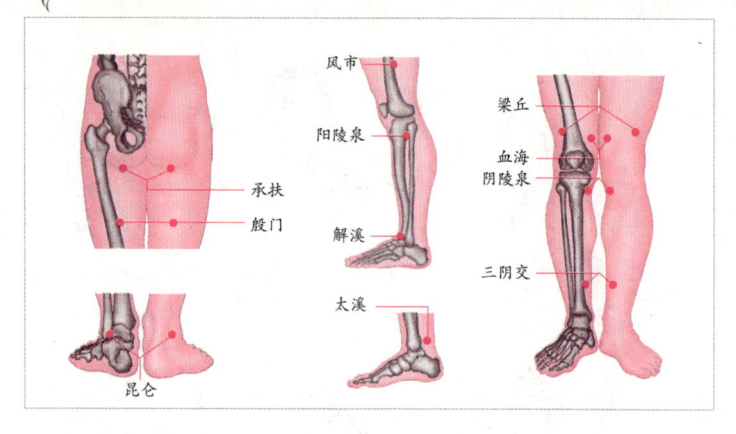

阿是穴 疼痛最明显的部位。
阳陵泉 在小腿外侧，位于腓骨头前下方凹陷处。
梁　丘 在股前区，髌底上2寸，股外侧肌与股直肌肌腱之间。
血　海 在股前区，髌底内侧端上2寸，股内侧肌隆起处。
阴陵泉 在小腿内侧，胫骨内侧髁下缘与胫骨内侧缘之间的凹陷中。
太　溪 在踝区，内踝尖与跟腱之间的凹陷中。
三阴交 在小腿内侧，内踝尖上3寸，胫骨内侧缘后际。
昆　仑 在踝区，外踝尖与脚腕后的大筋（跟腱）之间的凹陷中。
解　溪 在足背与小腿交界处横纹中央凹陷处，拇长伸肌腱与趾长伸肌腱间。

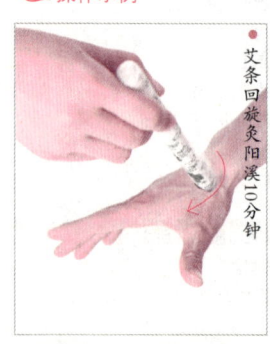

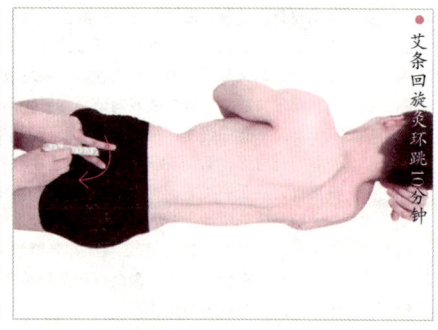

操作示例

艾条回旋灸阳溪10分钟

艾条回旋灸环跳10分钟

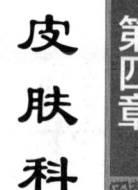

第四章 皮肤科、五官科疾病的艾灸疗法

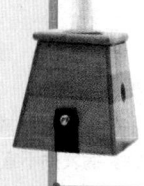

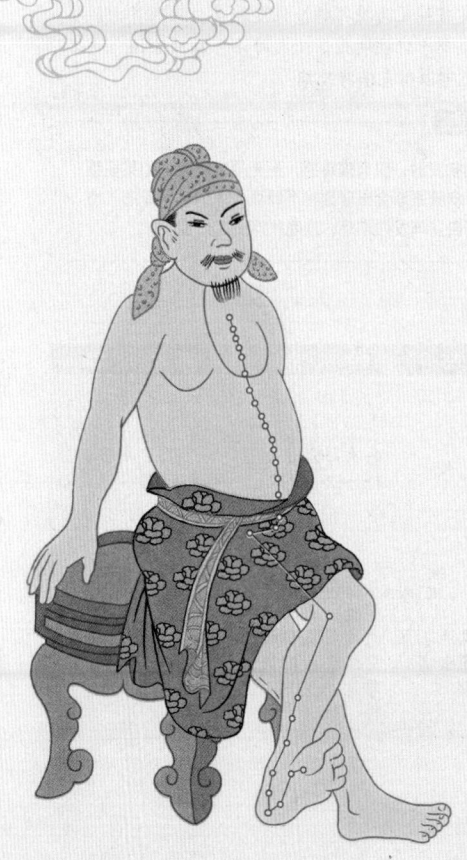

神经性皮炎

神经性皮炎也叫慢性单纯性苔藓,是以阵发性皮肤瘙痒和皮肤苔藓化为特征的慢性皮肤病。此病多由经络不通、风湿郁于肌肤所致。艾灸疗法可祛风除湿、通络止痒,因此可以用来治疗此病。

症状表现

本病初发时,仅有瘙痒感,而无原发皮损,如果搔抓或摩擦,皮肤逐渐会出现粟粒至绿豆大小的扁平丘疹。患者有时可自觉阵发性剧痒,夜晚瘙痒更加严重。

	灸法	体位	取穴	时间/数量	次数/疗程
疗法一	艾条温和灸	坐位	三阴交、血海	每次每穴施灸15~20分钟	每日1次,10次为1个疗程,每个疗程间休息3日,灸至症状消失
疗法二	艾炷无瘢痕灸	合适体位	曲池、风池、足三里、百虫窝	先取蒜汁涂于皮损处,再用麦粒大小的艾炷进行艾炷无瘢痕灸,每次每穴施灸1~3壮	每日1次,7次为1个疗程

增效简方

野芹菜方

原料 野芹菜适量。

用法 将野芹菜揉搓成团。每日早、晚各1次,反复揉擦患处,每次2~3分钟。病发期不宜揉擦,可将茎、叶捣汁外涂。

功效 适用于神经性皮炎。

定位取穴方法

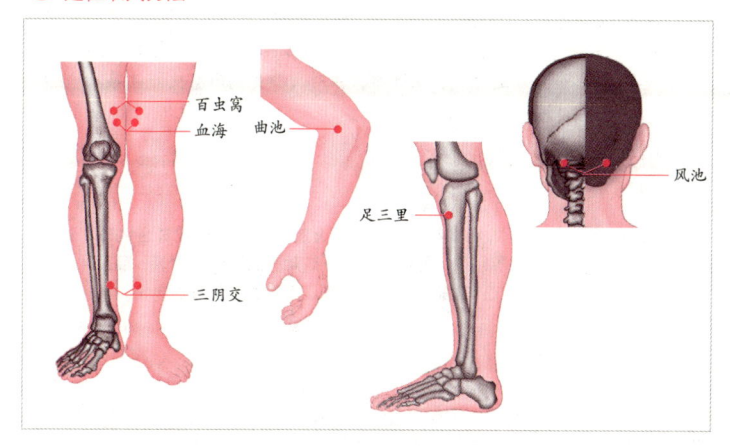

三阴交 在小腿内侧,内踝尖上3寸,胫骨内侧缘后际。
血 海 在股前区,髌底内侧端上2寸,股内侧肌隆起处。
曲 池 在肘横纹外侧端,屈肘,即尺泽与肱骨外上髁连线的中点。
风 池 在项部,枕骨之下,胸锁乳突肌与斜方肌上端之间的凹陷处。
足三里 在小腿外侧,犊鼻下3寸,犊鼻与解溪连线上。
百虫窝 在股前区,髌底内侧端上3寸。

操作示例

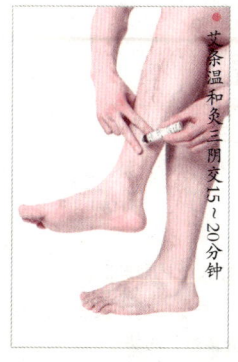

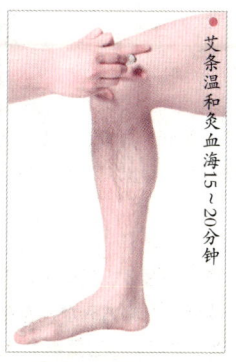

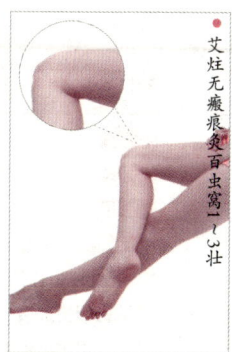

艾条温和灸三阴交15~20分钟

艾条温和灸血海15~20分钟

艾炷无瘢痕灸百虫窝1~3壮

黄褐斑

黄褐斑主要与肝气郁结和肝肾两虚有关。艾灸可以疏通肝气、滋肝养肾，对改善黄褐斑有良好效果。

症状表现

黄褐斑临床表现为皮损为淡褐色或黄褐色斑，边界较清，形状不规则，对称分布于眼眶附近、额部、眉弓、鼻部、两颊、唇及口周等处，无自觉症状。

灸法	体位	取穴	时间/数量	次数/疗程
疗法 艾条雀啄灸	合适体位	肝俞、脾俞、肾俞、神阙、关元、曲池	每次每穴施灸10~15分钟，以局部皮肤潮红灼热为度	每日1次或隔日1次

增效简方

🌺 拔罐疗法

选穴 膈俞、气海、关元、肾俞、血海、足三里、太冲。

配穴 肝郁型，加肝俞；脾虚型，加胃俞、脾俞；肾虚型，加照海。

体位 坐位。

所需器具 火罐。

操作 首先选用主穴进行操作，用闪火法吸拔穴位，然后留罐10~15分钟，以皮肤变成紫红色或罐内有水汽为度。对于血海、太冲、足三里可以用排刺的方法，血海、足三里用中号火罐进行吸拔。

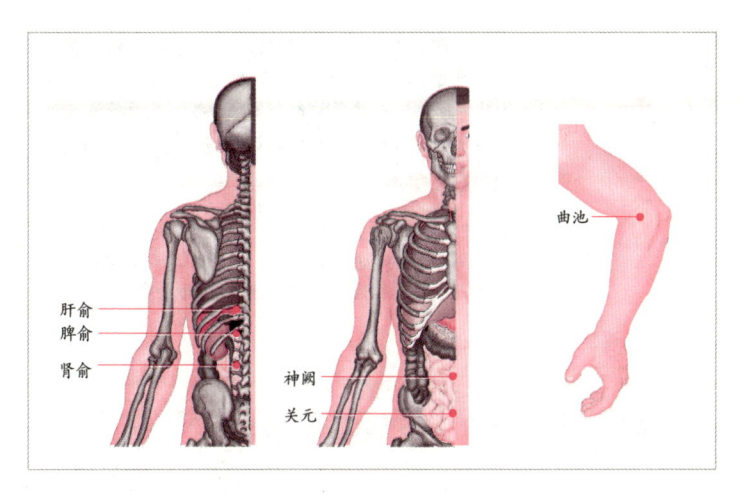

| 肝 俞 | 在背部脊柱区，第9胸椎棘突下，后正中线旁开1.5寸。
| 脾 俞 | 在背部脊柱区，第11胸椎棘突下，后正中线旁开1.5寸。
| 肾 俞 | 在腰部，第2腰椎棘突下，后正中线旁开1.5寸。
| 神 阙 | 在腹中部，脐中央。
| 关 元 | 在下腹部，前正中线上，脐中下3寸。
| 曲 池 | 在肘横纹外侧端，屈肘，即尺泽与肱骨外上髁连线的中点。

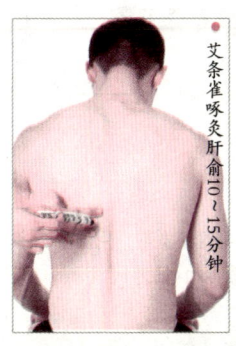

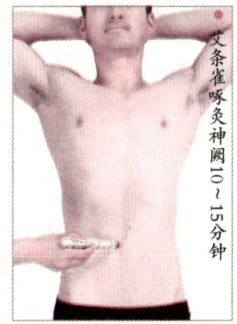

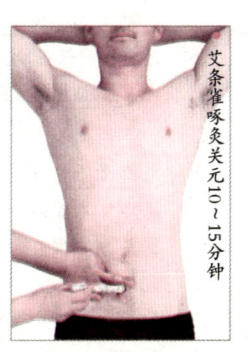

操作示例

艾条雀啄灸肝俞10~15分钟

艾条雀啄灸神阙10~15分钟

艾条雀啄灸关元10~15分钟

痤疮

痤疮即青春痘,俗称粉刺,是青春期常见的皮肤病,多见于15~24岁的青年男女。中医认为,脾胃湿热、肺经蕴热、血热蕴结都会导致痤疮。艾灸疗法可通过清热凉血、祛风解毒的方法改善痤疮。

症状表现

痤疮初起损害多为黑头粉刺,挤压时有头部为黑色、体部呈黄白色的半透明脂栓排出,皮疹顶端可有小脓疱,破溃或吸收后遗留暂时性色素沉着或小凹状疤痕。

	灸法	体位	取穴	时间/数量	次数/疗程
疗法	艾炷隔姜灸	合适体位	足三里、曲池、血海、三阴交、合谷	每次每穴施灸5~7壮	每日1~2次,灸至痤疮减轻或消失

增效简方

芦荟叶方

原料 鲜芦荟叶3~5片,凡士林适量。

用法 芦荟叶洗净,捣烂,绞汁,加凡士林配成7%软膏。每日早、晚揉擦患部各1次。

功效 适用于痤疮。

白果方

原料 白果适量。

用法 白果去掉外壳,种仁用刀切成平面。每晚睡觉前,用温水洗净患处(不要用肥皂),用白果频搽患处。一般7~14日为1个疗程。

功效 适用于痤疮。

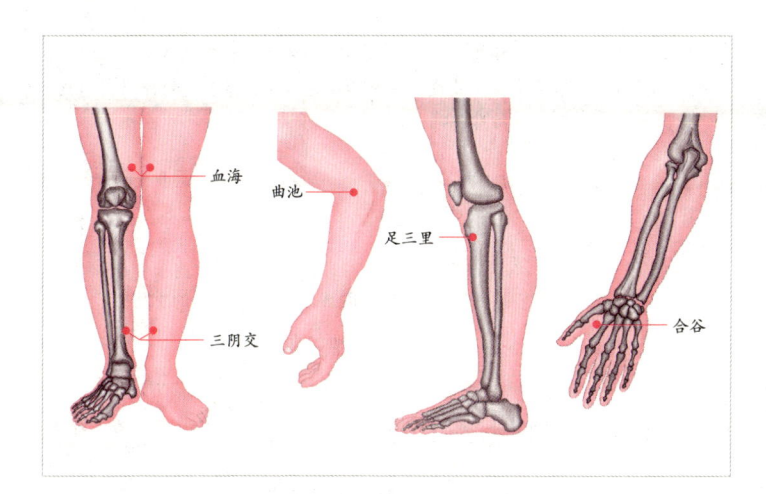

足三里 在小腿外侧，犊鼻下3寸，犊鼻与解溪连线上。
曲 池 在肘横纹外侧端，屈肘，即尺泽与肱骨外上髁连线的中点。
血 海 在股前区，髌底内侧端上2寸，股内侧肌隆起处。
三阴交 在小腿内侧，内踝尖上3寸，胫骨内侧缘后际。
合 谷 在手背，第1、2掌骨间，第2掌骨桡侧的中点处。

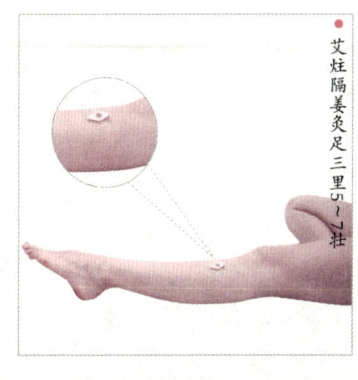

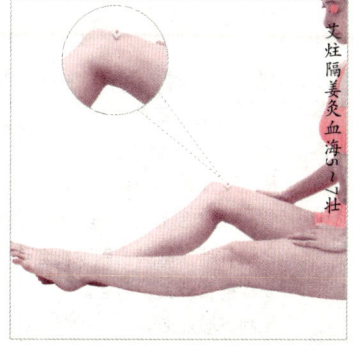

操作示例

艾炷隔姜灸足三里5～7壮

艾炷隔姜灸血海5～7壮

斑秃

中医认为,此病与肝肾不足或肝气郁结导致气滞血瘀有关。艾灸疗法有活血通络、滋养毛发的作用,因此可以治疗此病。

症状表现

头发莫名其妙地脱落,形成大小不一的脱发斑。

	灸法	体位	取穴	时间/数量	次数/疗程
疗法一	艾条温和灸	坐位	头维、百会	每次每穴施灸15~20分钟	每日1次,10次为1个疗程,每个疗程间休息3日,灸至症状消失
疗法二	艾条温和灸	合适体位	肝俞、肾俞、风池	在脱发部位施灸10~20分钟,其余各穴施灸3分钟	每日2次,10次为1个疗程(此法适合肝肾不足型斑秃患者)

增效简方

刮痧疗法

选穴 大椎、大杼、肺俞、膈俞、脾俞、肝俞、外关、血海、合谷、胆俞、肾俞。

体位 合适体位。

所需器具 刮痧板、瓷勺。

操作 1.刮颈部大椎及背部大杼。

2.刮背部,从肺俞到肾俞。

3.刮前臂外关、合谷。

4.刮下肢血海。

定位取穴方法

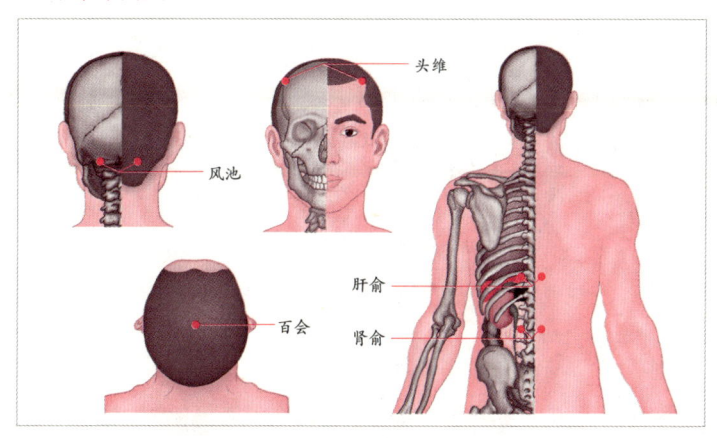

头 维 位于头侧部,额角发际上0.5寸,头正中线旁开4.5寸。
百 会 在头部,前发际正中直上5寸。
肝 俞 在背部脊柱区,第9胸椎棘突下,后正中线旁开1.5寸。
肾 俞 在腰部,第2腰椎棘突下,后正中线旁开1.5寸。
风 池 在项部,枕骨之下,胸锁乳突肌与斜方肌上端之间的凹陷处。

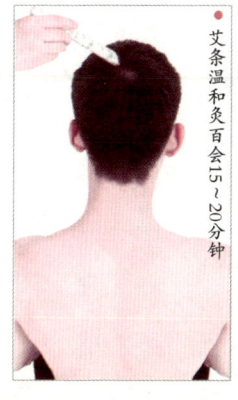

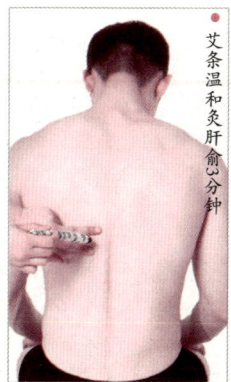

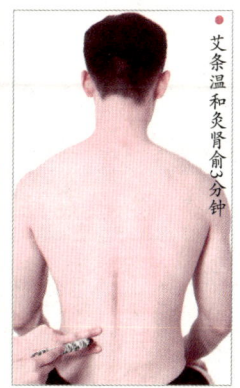

操作示例

艾条温和灸百会15~20分钟

艾条温和灸肝俞3分钟

艾条温和灸肾俞3分钟

湿疹

湿疹是一种过敏性、炎症性皮肤病,以皮疹多样、对称分布、剧烈瘙痒且反复发作、易演变成慢性皮肤病为特征。中医认为,湿疹由肝脾湿热、风邪侵体、肺经不畅所致。艾灸疗法可清热利湿、祛风止痒,从而治疗湿疹。

症状表现

皮肤出现红色丘疹,自觉瘙痒剧烈且反复发作。

	灸法	体位	取穴	时间/数量	次数/疗程
疗法一	艾条温和灸	合适体位	阴陵泉、血海、三阴交	每次每穴施灸5~10分钟,以皮肤潮红灼热为度	每日1次,10次为1个疗程
疗法二	艾条温和灸	合适体位	曲池、合谷、三阴交、阿是穴	每次选3~4个穴位,每次每穴施灸10~20分钟;也可于奇痒难耐时随时施灸	每日1次,5~7次为1个疗程,灸至皮肤结痂后脱屑

增效简方

🏵 敷贴法

原料 龙胆草30克,黄柏12克,地丁、龙葵各6克。

用法 将上述药材捣烂成泥,取适量,然后敷于阿是穴处,每日换药1次。

功效 清热利湿、祛风止痒,对治疗湿疹有效。

❦ 定位取穴方法

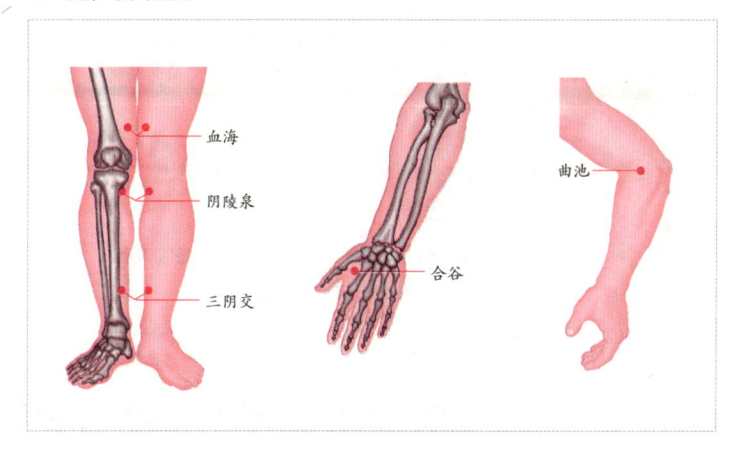

阴陵泉 在小腿内侧，胫骨内侧髁下缘与胫骨内侧缘之间的凹陷中。
血　海 在股前区，髌底内侧端上2寸，股内侧肌隆起处。
三阴交 在小腿内侧，内踝尖上3寸，胫骨内侧缘后际。
曲　池 在肘横纹外侧端，屈肘，即尺泽与肱骨外上髁连线的中点。
合　谷 在手背，第1、2掌骨间，第2掌骨桡侧的中点处。
阿是穴 湿疹中心及其边缘。

❦ 操作示例

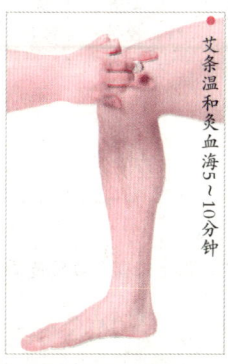

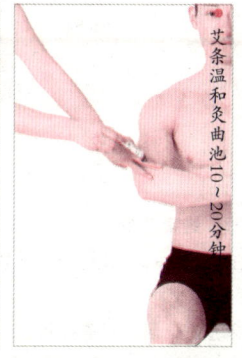

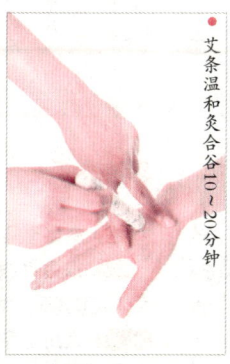

艾条温和灸血海5～10分钟

艾条温和灸曲池10～20分钟

艾条温和灸合谷10～20分钟

荨麻疹

荨麻疹的形成有内外两方面原因,具体来说就是气血虚弱和风邪入侵、胃肠积热所致。艾灸疗法可清热祛湿、祛风止痒,因此可治疗此病。

症状表现

皮肤黏膜血管发炎性充血,会有大量液体渗出,出现局部水肿性损害,且伴有剧痒。

	灸法	体位	取穴	时间/数量	次数/疗程
疗法一	艾条温和灸	合适体位	风池、风市	每次每穴施灸5~10分钟,以局部皮肤潮红灼热为度	每日1次,10次为1个疗程
疗法二	艾炷无瘢痕灸	合适体位	曲池、足三里、合谷、血海、三阴交	每次每穴施灸3~5壮	急性患者每日2次,2~3次为1个疗程;慢性患者每日1次,10次为1个疗程

增效简方

🌸 香菜方

原料 香菜十几根,蜂蜜适量。

用法 取香菜根须,洗净,切段,煮5分钟,调上蜂蜜,饮汤吃香菜。连饮3日,每日1次。

功效 适用于荨麻疹红、肿、痒等症状。

定位取穴方法

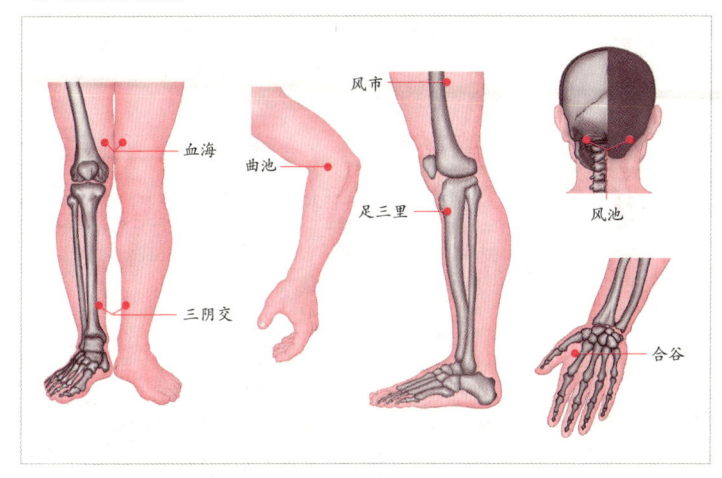

风　池	在项部，枕骨之下，胸锁乳突肌与斜方肌上端之间的凹陷处。
风　市	在大腿外侧部中线上，腘横纹上7寸，股外侧肌与股二头肌之间。
曲　池	在肘横纹外侧端，屈肘，即尺泽与肱骨外上髁连线的中点。
足三里	在小腿外侧，犊鼻下3寸，犊鼻与解溪连线上。
合　谷	在手背，第1、2掌骨间，第2掌骨桡侧的中点处。
血　海	在股前区，髌底内侧端上2寸，股内侧肌隆起处。
三阴交	在小腿内侧，内踝尖上3寸，胫骨内侧缘后际。

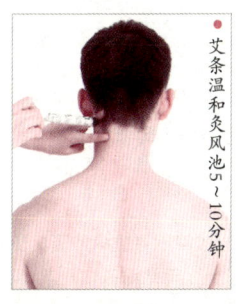

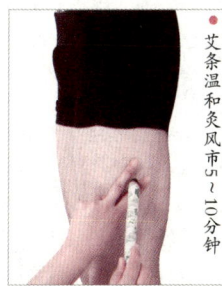

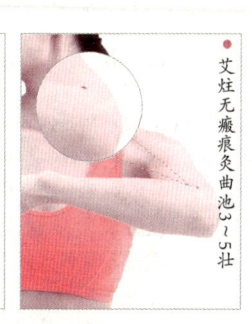

操作示例

- 艾条温和灸风池5～10分钟
- 艾条温和灸风市5～10分钟
- 艾炷无瘢痕灸曲池3～5壮

带状疱疹

带状疱疹是由水痘-带状疱疹病毒引起的急性感染性皮肤病。中医认为，平时喜食肥甘厚味导致湿热下注易引发本病。艾灸疗法有祛湿除热的作用，因此可治疗此病。

症状表现

患者出疹前往往有全身症状，如全身不适、发热、疲倦、食欲减退等，继而出现局部皮肤疼痛，同时或随后皮肤有灼热感。数日后，患者皮肤出现红斑，其中有针头至豆粒大的成簇水疱。

	灸法	体位	取穴	时间/数量	次数/疗程
疗法一	艾条回旋灸	合适体位	阿是穴	每次30分钟左右，根据皮损面积大小酌情掌握施灸时间，以皮肤灼烫但能耐受为度	每日1次，7次为1个疗程
疗法二	艾条雀啄灸	合适体位	支沟、阳陵泉	每次每穴施灸15~20分钟，以局部皮肤潮红灼热为度	每日1次，10次1个疗程，每个疗程间休息3日，灸至症状消失

增效简方

拔罐疗法

选穴 阿是穴。

配穴 曲池、合谷、支沟、阴陵泉、血海、三阴交、太冲。

体位 仰卧位、坐位。

所需器具 火罐、火针。

操作 火针点刺疱疹簇后在受针局部吸拔，以火罐能罩住疱疹簇，使针刺点能被纳入罐内为度，如果疱疹簇面积过大，可并用多个火罐。

支沟

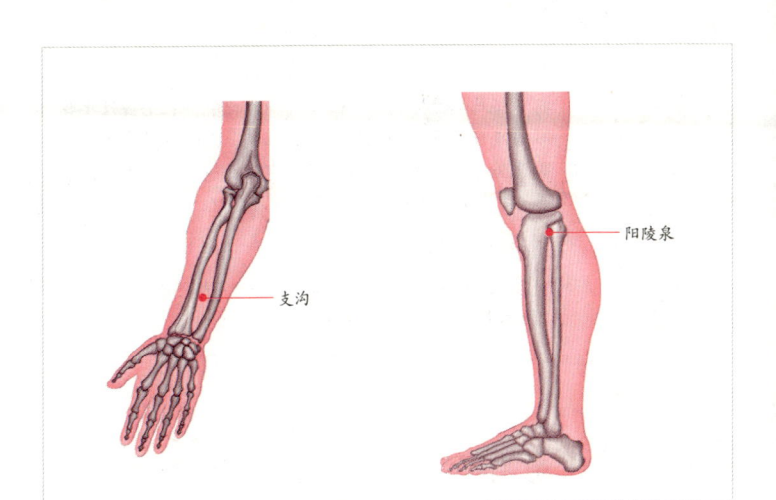

阳陵泉

阿是穴 皮损局部。
支　沟 在前臂腕背侧远端横纹上3寸，尺骨与桡骨之间。
阳陵泉 在小腿外侧，位于腓骨头前取穴下方凹陷处。

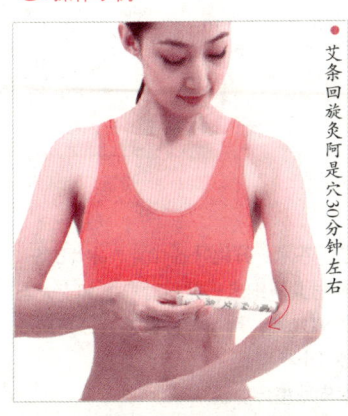

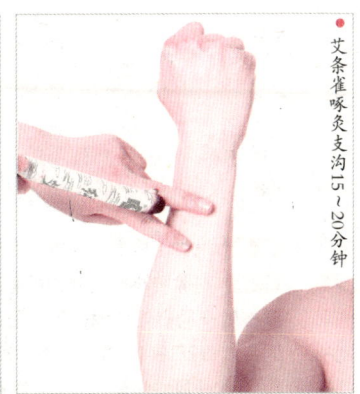

操作示例

· 艾条回旋灸阿是穴30分钟左右

· 艾条雀啄灸支沟15~20分钟

皮肤瘙痒

皮肤瘙痒症可分为局限性和全身性两类。局限性瘙痒多与局部摩擦刺激、细菌或神经症有关；全身性瘙痒多与慢性疾病，如糖尿病、肝胆病、恶性肿瘤有关。中医认为，皮肤瘙痒与血虚风燥有关。通过艾灸外治法能养血、祛风、润燥，从而有效改善病症。

症状表现

阵发性剧烈瘙痒，可见于全身或局限于肛门、阴囊或女阴部，常在夜间加重。

	灸法	体位	取穴	时间/数量	次数/疗程
疗法一	艾条回旋灸	合适体位	列缺、肺俞、风门、膈俞、脾俞	每次每穴施灸10~15分钟，以局部皮肤潮红灼热为度	每日1次，10次为1个疗程，每个疗程间休息1日
疗法二	艾条回旋灸	合适体位	曲池、血海、中府、章门、风市	每次每穴施灸10~15分钟，以局部皮肤潮红灼热为度	每日1次，10次为1个疗程，每个疗程间休息1日

🌸 敷贴疗法

增效简方

原料 桃仁、栀子、苦参、黄柏、苍术、鲜桃叶各10克，冰片6克。

用法 将除鲜桃叶之外的所有药材共研细末；需用时取出10克，与鲜桃叶一同捣烂成泥，敷贴于神阙穴上，用保鲜膜覆盖，外用胶布固定。每2日换药1次，连续3次为1个疗程。

功效 祛风、润燥，可有效缓解皮肤瘙痒症状。

❧ 定位取穴方法

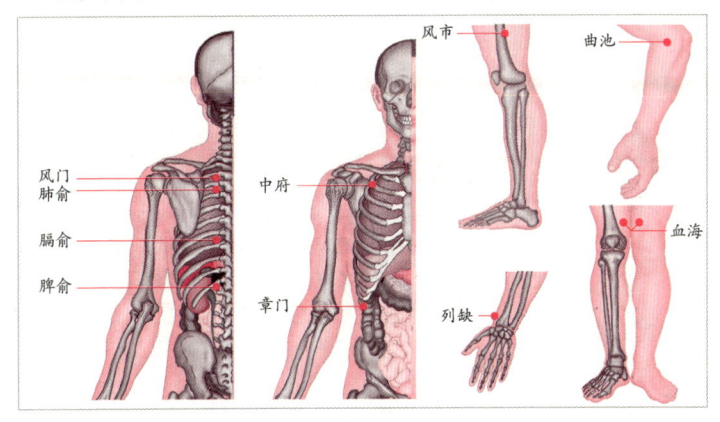

列 缺	在前臂桡侧缘,桡骨茎突上方,腕横纹上1.5寸。
肺 俞	在背部脊柱区,第3胸椎棘突下,后正中线旁开1.5寸。
风 门	在背部脊柱区,第2胸椎棘突下,后正中线旁开1.5寸。
膈 俞	在背部脊柱区,第7胸椎棘突下,后正中线旁开1.5寸。
脾 俞	在背部脊柱区,第11胸椎棘突下,后正中线旁开1.5寸。
曲 池	在肘横纹外侧端,屈肘,即尺泽与肱骨外上髁连线的中点。
血 海	在股前区,髌底内侧端上2寸,股内侧肌隆起处。
中 府	在胸前壁,云门穴下1寸,平第1肋间隙处,前正中线旁开6寸。
章 门	在侧腹部,在第11肋游离端的下方处。
风 市	在大腿外侧部中线上,横纹上7寸,股外侧肌与股二头肌之间。

❧ 操作示例

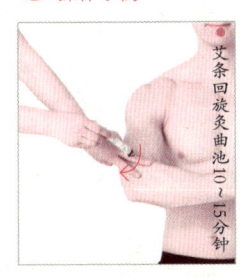

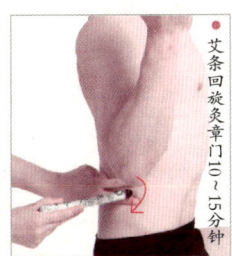

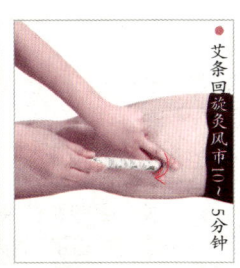

艾条回旋灸曲池10～15分钟

艾条回旋灸章门10～15分钟

艾条回旋灸风市10～15分钟

| 69 |

牙痛

俗话说:"牙痛不是病,痛起来真要命。"牙痛这个以牙齿以及牙龈红肿疼痛为主要表现的疾病,常常让患者叫苦不迭。艾灸疗法可以清热祛风、消炎止痛,从而治疗此病。

症状表现

风火牙痛,表现为牙龈红肿疼痛,遇风、热就更痛;胃火牙痛,表现为牙龈红肿或出脓渗血,并牵连到头痛;虚火牙痛,表现为牙齿隐痛,牙龈微红、微肿,牙齿松动。

	灸法	体位	取穴	时间/数量	次数/疗程
疗法一	艾条雀啄灸	坐位	涌泉、内庭、太冲	每次每穴施灸5分钟,以局部皮肤潮红灼热为度	每日2次,灸至局部症状减轻或消失
疗法二	艾炷隔姜灸	合适体位	合谷、颊车、下关、内庭	每次每穴施灸3~5壮	每日2次,灸至局部症状减轻或消失

增效简方

玄明粉方

原料 玄明粉30克。

用法 取适量玄明粉放于牙痛处,轻轻咬住,咽后再取放适量轻轻咬住,连续咬咽至痛止。

功效 适用于胃火牙痛。

定位取穴方法

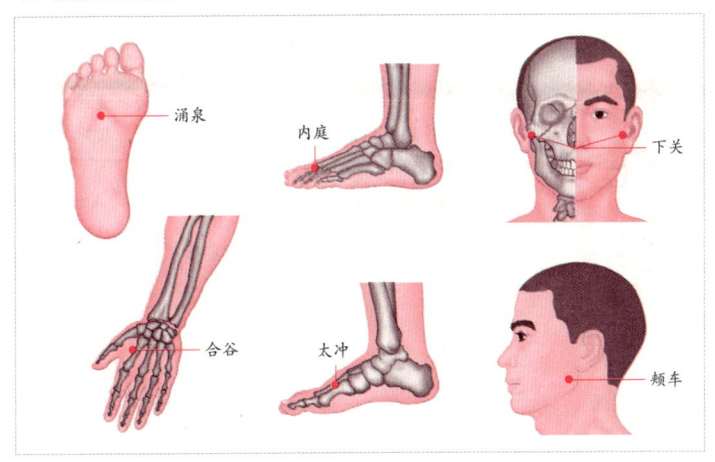

涌　泉　在足底，屈足卷趾时足心最凹陷中。
内　庭　在足背，第2、3趾间，趾蹼缘后方赤白肉际处。
太　冲　在足背，第1、2跖骨之间，跖骨底结合部前方凹陷处，在拇长伸肌腱外缘处。
合　谷　在手背，第1、2掌骨间，第2掌骨桡侧的中点处。
颊　车　在面颊部，下颌角前上方约1横指，当咀嚼时咬肌隆起，按之有凹陷处。
下　关　在面部耳前方，颧弓下缘中央与下颌切迹之间凹陷中。

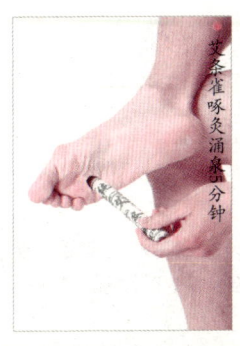

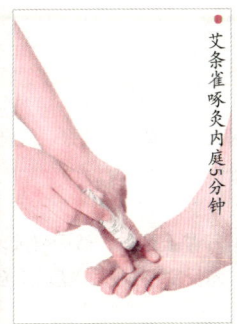

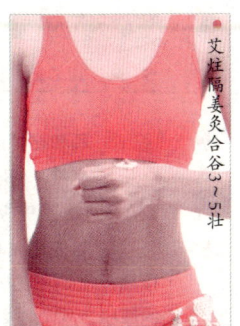

操作示例

艾条雀啄灸涌泉5分钟

艾条雀啄灸内庭5分钟

艾炷隔姜灸合谷3~5壮

过敏性鼻炎

过敏性鼻炎是一种因吸入外界过敏性物质引起的以鼻痒、打喷嚏、流清涕为主要表现的疾病。中医认为，此病多为肺气虚弱，风寒之邪趁机入侵犯及鼻窍所致。艾灸疗法可以祛风散寒、温肺暖身、升阳固表，从而改善此病。

症状表现

因吸入外界过敏性物质，引起鼻痒、打喷嚏、流清涕等。

	灸法	体位	取穴	时间/数量	次数/疗程
疗法一	艾炷隔姜灸	合适体位	丰隆、合谷、大椎、脾俞	每次每穴施灸5~7壮	每日1次，10次为1个疗程（此方法适合脾气虚弱型患者）
疗法二	艾炷隔姜灸	合适体位	迎香、口禾髎、合谷、风池、肺俞、足三里	每次选2~3个穴位，每次每穴施灸3~5壮	每日1次，10次为1个疗程（此方法适合肺气虚弱型患者）

增效简方

❀ 刮痧疗法

选穴 耳和髎、迎香、印堂、上迎香、风府至大椎。
体位 坐位、俯卧位。
所需器具 刮痧板。
操作 首先刮拭耳和髎至迎香，然后刮拭印堂、迎香、上迎香，皆按照从上到下的方向反复刮拭。刮拭风府至大椎的时候也用刮痧板的厚缘。

❧ 定位取穴方法

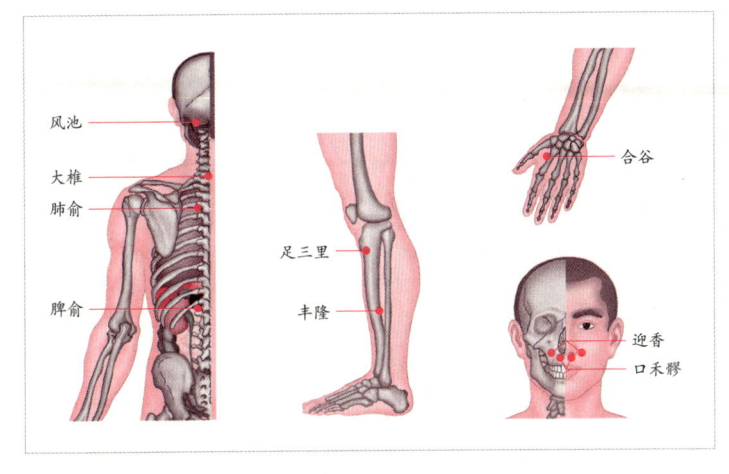

丰 隆	在小腿外侧，外踝尖上8寸，胫骨前肌前缘2横指（中指）处。
合 谷	在手背，第1、2掌骨间，第2掌骨桡侧的中点处。
大 椎	在后正中线上，第7颈椎棘突下凹陷中。
脾 俞	在背部脊柱区，第11胸椎棘突下，后正中线旁开1.5寸。
迎 香	在面部，鼻翼的外缘中点旁，鼻唇沟中。
口禾髎	鼻孔外缘直下，平水沟上1/3与下2/3交点处。
风 池	在项部，枕骨之下，胸锁乳突肌与斜方肌上端之间的凹陷处。
肺 俞	在背部脊柱区，第3胸椎棘突下，后正中线旁开1.5寸。
足三里	在小腿外侧，犊鼻下3寸，犊鼻与解溪连线上。

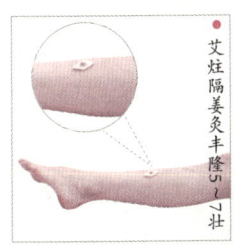

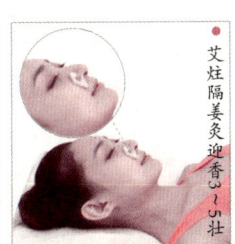

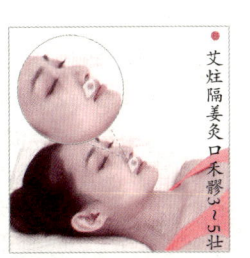

❧ 操作示例

艾炷隔姜灸丰隆5~7壮

艾炷隔姜灸迎香3~5壮

艾炷隔姜灸口禾髎3~5壮

鼻窦炎

鼻窦炎是指鼻黏膜发生的炎症。在中医里,本病属于"鼻渊"范围,分风寒和风热两种类型。艾灸疗法可以祛风、清热、散寒,从而可辅助治疗此病。

症状表现

鼻部阻塞、疼痛,有脓涕,嗅觉减退,注意力不集中,记忆力减退,伴有头痛、畏寒、食欲减退等症状。

	灸法	体位	取穴	时间/数量	次数/疗程
疗法	艾条回旋灸	合适体位	上星、印堂、下关、风池、肺俞、合谷	每次每穴施灸10~15分钟,每日1次	5次为1个疗程,每个疗程间休息1日

增效简方

🏵 拔罐疗法

- **选穴** 风门、肺俞。
- **体位** 坐位。
- **所需器具** 火罐。
- **操作** 用闪罐法在风门、肺俞两穴闪罐后,留罐5~10分钟。此法适用于风寒证。

🏵 刮痧疗法

- **选穴** 迎香、印堂、上星、风池、合谷、尺泽。
- **体位** 合适体位。
- **所需器具** 刮痧板。
- **操作** 用刮痧板先刮头部风池,接着刮面部印堂、迎香、上星,再刮前臂尺泽和手部合谷。

定位取穴方法

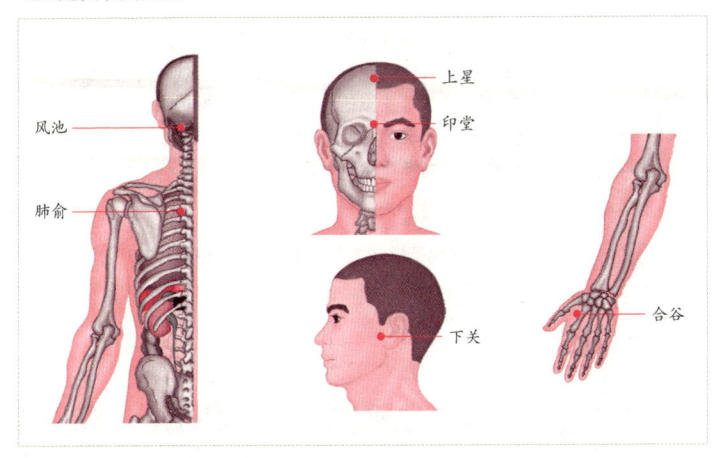

上 星	在头部，前发际正中直上1寸。
印 堂	在面部，两眉毛内侧端中间凹陷处。
下 关	在面部耳前方，颧弓下缘中央与下颌切迹之间凹陷中。
风 池	在项部，枕骨之下，胸锁乳突肌与斜方肌上端之间的凹陷处。
肺 俞	在背部脊柱区，第3胸椎棘突下，后正中线旁开1.5寸。
合 谷	在手背，第1、2掌骨间，第2掌骨桡侧的中点处。

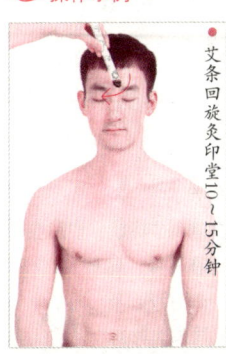

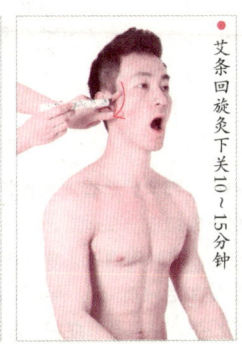

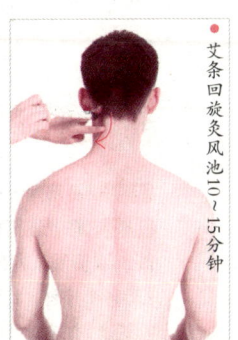

操作示例

艾条回旋灸印堂10～15分钟

艾条回旋灸下关10～15分钟

艾条回旋灸风池10～15分钟

耳鸣耳聋

耳鸣耳聋多由暴怒、突然的惊恐、肝胆风火上炎等因素致少阳经气闭阻，或外感风寒、壅遏清窍，或肾虚气弱、精气不能上达于耳所致。中医认为，耳部经气不畅，就会出现耳鸣、耳聋的症状。艾灸疗法可以疏通耳部经络，减轻耳鸣耳聋的症状。

症状表现

耳鸣是指自觉耳内鸣响；耳聋是指听觉减退，甚至消失。

	灸法	体位	取穴	时间/数量	次数/疗程
疗法一	艾条温和灸	坐位	翳风、听会、耳门、听宫	每次每穴施灸15~20分钟	每日施灸1~2次，灸至症状消失
疗法二	艾条回旋灸	合适体位	听宫、听会、中渚、翳风、大椎、太溪	每次选取3~5个穴位，每次每穴施灸10分钟左右，以局部皮肤潮红灼热为度	每日1次，10次为1个疗程

增效简方

🌺 敷贴法

原料 石菖蒲、磁石、细辛、麝香、木香各等份。

用法 将上述药材研成细末，取适量，加入白酒调成糊状，敷贴在神阙、双侧涌泉穴位上，同时用油纱条裹住药泥塞耳朵。每日1次，28日为1个疗程，疗程结束后停药5日，再继续下一个疗程。

功效 有疏通耳部经络，减轻耳聋症状，恢复耳朵功能的效果。

🌺 定位取穴方法

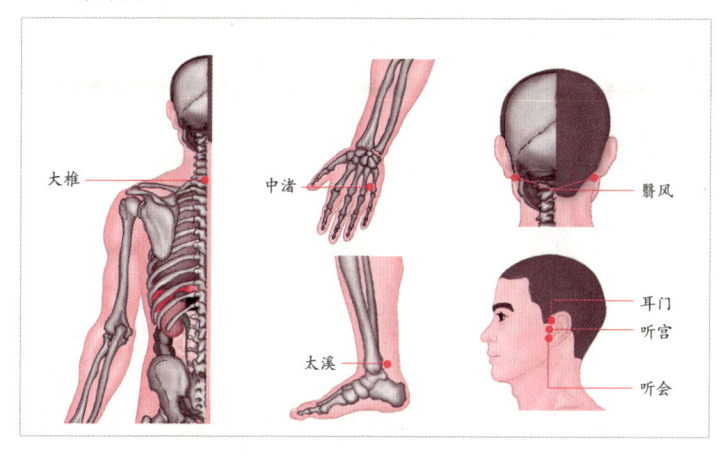

翳 风 在颈部,位于耳垂后方,乳突下端前方的凹陷处。
听 会 在面部,位于耳屏间切迹与下颌骨髁突之间的凹陷中。
耳 门 在耳屏上切迹与下颌骨髁突之间的凹陷中。
听 宫 在面部,耳屏前,下颌骨髁状突的后方,张口有凹陷处。
中 渚 在手背部,无名指本节的后方,第4、5掌骨凹陷中。
大 椎 在后正中线上,第7颈椎棘突下凹陷中。
太 溪 在踝区,内踝尖与跟腱之间的凹陷中。

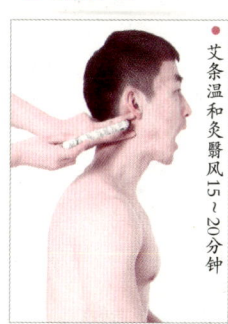

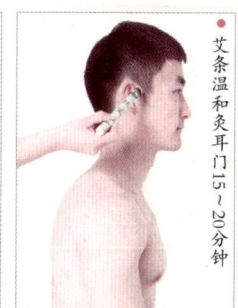

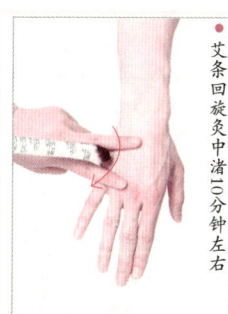

🌺 操作示例

- 艾条温和灸翳风15~20分钟
- 艾条温和灸耳门15~20分钟
- 艾条回旋灸中渚10分钟左右

角膜炎

此病多由风热或风寒入侵,或肝火炽盛、湿热蕴蒸等因素引起。艾灸疗法可祛风清热、清肝降火,从而可改善此病。

症状表现

眼睛红肿、疼痛,伴有畏光、流泪、眼睑痉挛、视力减退、分泌物增多。

	灸法	体位	取穴	时间/数量	次数/疗程
疗法	艾条温和灸	合适体位	印堂、太阳、阳白、丝竹空、风池、合谷、丰隆、曲池、太冲	先灸丝竹空、印堂、风池、阳白、合谷、曲池、太阳,肝火炽盛型患者加太冲,湿热蕴蒸型患者加丰隆,每次每穴施灸5~15分钟	每日1次,10次为1个疗程

定位取穴方法

印 堂 在面部、前额,位于两眉毛内侧端的中间凹陷处。
太 阳 眉梢与外眼角之间向后约1寸处的凹陷中。
阳 白 在头部,瞳孔直上,眉上1寸。
丝竹空 在面部,额骨颧突外缘,眉梢凹陷中。
风 池 在项部,枕骨之下,胸锁乳突肌与斜方肌上端之间的凹陷处。
合 谷 在手背,第1、2掌骨间,第2掌骨桡侧的中点处。
丰 隆 在小腿外侧,外踝尖上8寸,胫骨前肌前缘2横指(中指)处。
曲 池 在肘横纹外侧端,屈肘,即尺泽与肱骨外上髁连线的中点。
太 冲 在足背,第1、2跖骨之间,跖骨底结合部前方凹陷处,在拇长伸肌腱外缘处。

第五章 常见不适的保健艾灸法

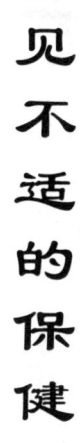

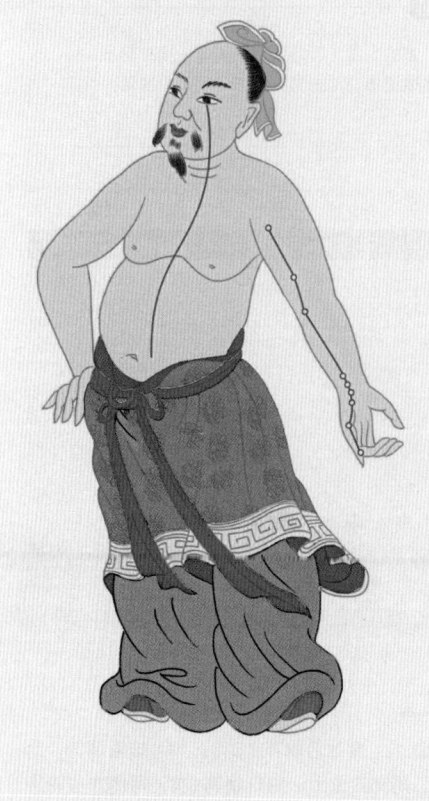

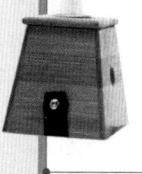

失眠

中医认为，失眠是由思虑劳倦、内伤心脾、阳不交阴、心肾不交、阴虚火旺、肝胆扰动、心胆气虚以及胃中不和所致。艾灸疗法可以起到放松身体和养心安神的作用，对于改善失眠十分有效。

症状表现

失眠严重的人常常会感到头昏脑涨、精神萎靡、倦怠无力、食欲不振、注意力不集中、记忆力减退、健忘怔忡。

	灸法	体位	取穴	时间/数量	次数/疗程
疗法一	艾炷无瘢痕灸	坐位	百会、神门	每次每穴施灸3壮	每日1次，10日为1个疗程，疗程间休息1日
疗法二	艾炷隔姜灸	合适体位	阳陵泉、三阴交、气海、中极	每次每穴施灸3～5壮，以皮肤潮红为度	每日1次，7次为1个疗程

增效简方

🌸 敷贴法

原料 吴茱萸、肉桂各5克。

用法 将所有药材共研细末，临睡前取药末5克，加入蜂蜜调匀，制成软膏，敷贴于神门、三阴交穴位上。每日换药1次，两侧穴位轮换敷贴。

功效 可有效缓解失眠。

❦ 定位取穴方法

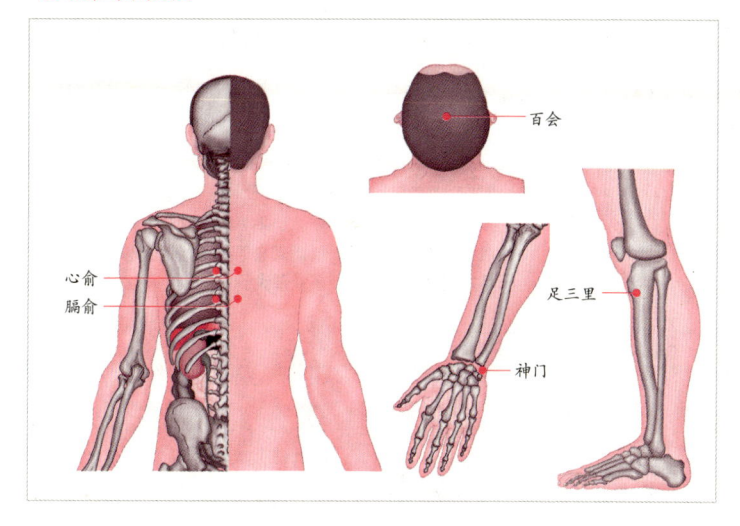

百 会 在头部，前发际正中直上5寸。
神 门 位于腕部，腕掌侧横纹尺侧端，尺侧腕屈肌腱桡侧凹陷处。
足三里 在小腿外侧，犊鼻下3寸，犊鼻与解溪连线上。
心 俞 在背部脊柱区，第5胸椎棘突下，后正中线旁开1.5寸。
膈 俞 在背部脊柱区，第7胸椎棘突下，后正中线旁开1.5寸。

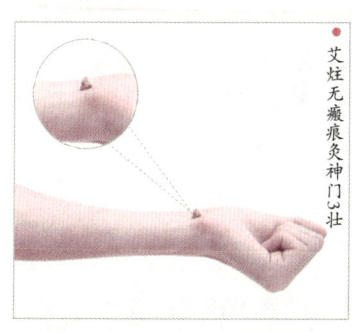

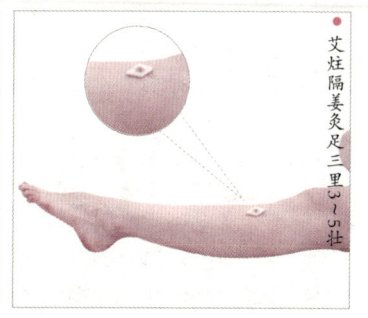

❦ 操作示例

艾炷无瘢痕灸神门3壮

艾炷隔姜灸足三里3～5壮

健忘

健忘多由心脾两虚、年老体弱、肾精不足等原因引起。由于生理和遗传的原因,男性的发病率明显高于女性。

症状表现

此病症状为记忆力差、遇事易忘,例如:打电话给朋友说事情,电话刚一接通却忘了要说什么,甚至一两天后才突然想起要找什么或要说什么。

	灸法	体位	取穴	时间/数量	次数/疗程
疗法一	艾炷隔姜灸	坐位	百会、神门、肾俞	以施灸处感到温热、舒适为度,时间为30分钟	每日1次
疗法二	艾条温和灸	合适体位	【必灸主穴】心俞 【辅助配穴】脾俞、肾俞、气海	每次每穴施灸5分钟	每日1次

刮痧疗法

增效简方

- **选穴** 心俞、肾俞、志室、太溪、足三里。
- **配穴** 兼有瘀阻经络者,加丰隆、膈俞、地机;年老体弱者,加脾俞、胃俞、足三里。
- **体位** 仰卧位、坐位。
- **所需器具** 刮痧板、瓷勺。
- **操作** 心俞、志室、肾俞采用补法,即要循着足太阳膀胱经的走行,由上至下进行刮拭。足三里和太溪则采用平补平泻的方法,刮拭太溪的时候可以逆着经络的循行由下至上进行操作,用力要轻。

🌿 定位取穴方法

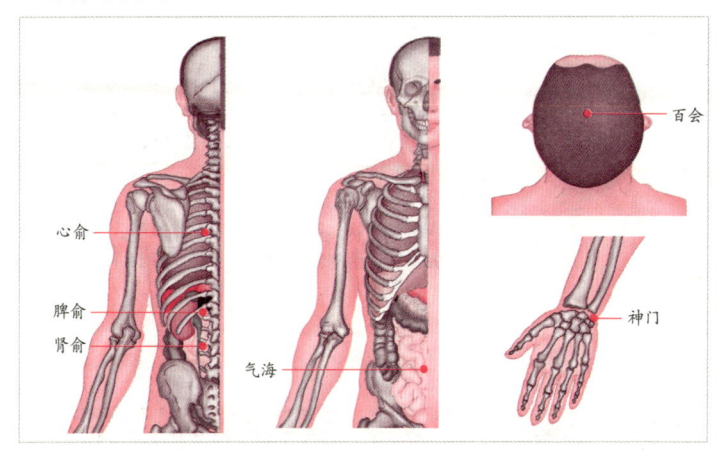

百 会 在头部，前发际正中直上5寸。
神 门 位于腕部，腕掌侧横纹尺侧端，尺侧腕屈肌腱桡侧凹陷处。
肾 俞 在腰部，第2腰椎棘突下，后正中线旁开1.5寸。
心 俞 在背部脊柱区，第5胸椎棘突下，后正中线旁开1.5寸。
脾 俞 在背部脊柱区，第11胸椎棘突下，后正中线旁开1.5寸。
气 海 在下腹部，前正中线上，脐中下1.5寸。

🌿 操作示例

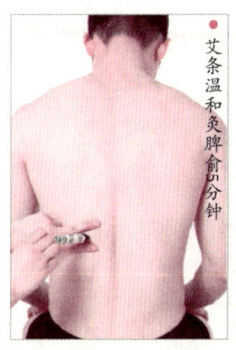

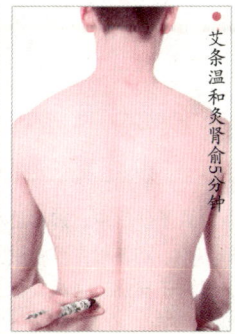

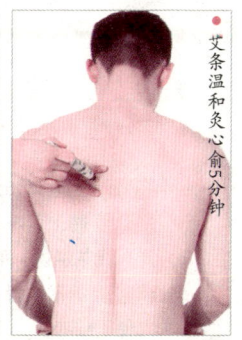

艾条温和灸脾俞5分钟

艾条温和灸肾俞5分钟

艾条温和灸心俞5分钟

上火

上火是指人体内阴阳平衡被打破，内火旺盛。通常来说，火有两种，一种为"虚火"，一种为"实火"。治疗此症以去火为主，可内服解毒、清热、消肿的药物，使用艾灸疗法也能收到显著的疗效。

症状表现

此病主要症状为咽喉干燥、肿痛，口干舌燥，严重时还会出现其他症状，如脸上长痘、牙龈肿痛、便秘等。

	灸法	体位	取穴	时间/数量	次数/疗程
疗法一	艾条温和灸	合适体位	大椎、曲池	每次每穴施灸5~10分钟	每2~4日施灸1次
疗法二	艾条温和灸	合适体位	太溪、手三里、合谷	每次每穴施灸5分钟	每日1次

增效简方

🌸 生地黄天门冬茶

原料 生地黄15克，天门冬10克。

用法 将上两味茶材置于砂锅中，加适量水，煎沸20分钟，滤渣取汁。代茶温饮，每日1剂，药渣可再煎服用。

功效 养阴滋肾，适用于牙痛、上火，症见牙龈肿痛、口干口苦、大便干结者。

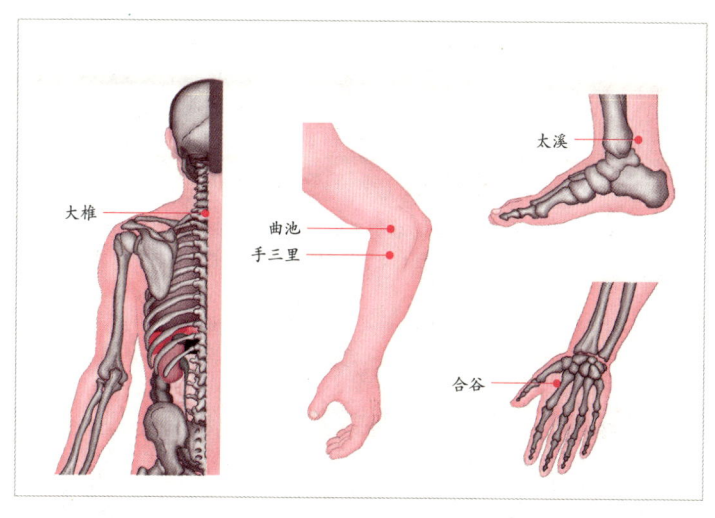

大　椎　在背部，后正中线上，第7颈椎棘突下凹陷中。
曲　池　在肘横纹外侧端，屈肘，即尺泽与肱骨外上髁连线的中点。
太　溪　在踝区，内踝尖与跟腱之间的凹陷中。
手三里　在前臂背面桡侧，阳溪与曲池连线上，肘横纹下2寸。
合　谷　在手背，第2掌骨桡侧的中点处。

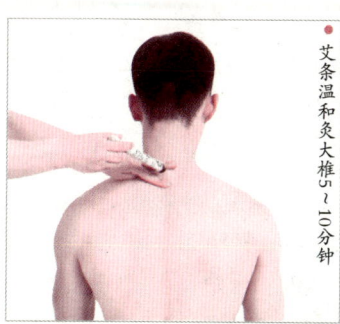

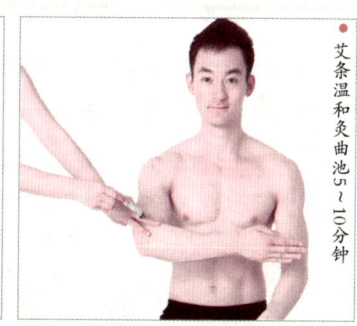

操作示例

艾条温和灸大椎5～10分钟

艾条温和灸曲池5～10分钟

焦虑不安

焦虑不安是一种毫无原因、不知道来自何处的内心紧张或恐慌,可能会周期性出现,常表现为持续性精神紧张,并且常伴有自主神经功能失调的现象。

症状表现

此病症状为紧张、担忧、不安、情绪低落、心烦意乱、小动作增多、脾气暴躁、精神涣散、无法静下心来做事。

	灸法	体位	取穴	时间/数量	次数/疗程
疗法一	艾条温和灸	合适体位	气海	每次施灸15～20分钟	每日1～2次
疗法二	艾条回旋灸	合适体位	百会、涌泉	每次施灸10分钟	每日1次

增效简方

❁ 甘草莲芯茶

原料 莲子芯、甘草各2克,蜂蜜适量。

用法 将莲子芯、甘草放入杯中,用沸水冲泡,加盖闷10分钟左右,依个人口味加适量蜂蜜。代茶饮用,每日1剂。

功效 有清心养神、泻火解毒的功效。适用于情绪紧张、焦虑不安、口渴咽干、目赤肿痛、失眠等。

定位取穴方法

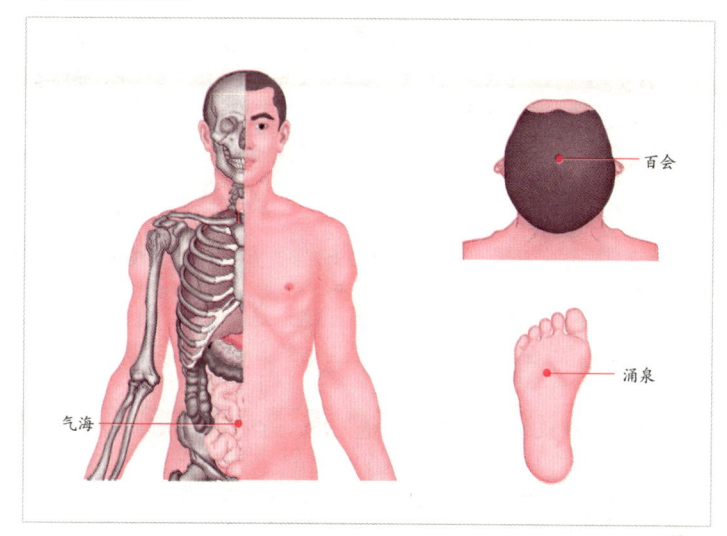

气 海 在下腹部，前正中线上，脐中下1.5寸。
百 会 在头部，前发际正中直上5寸。
涌 泉 在足底，屈足卷趾时足心最凹陷中。

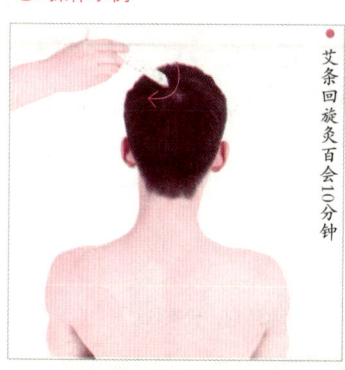

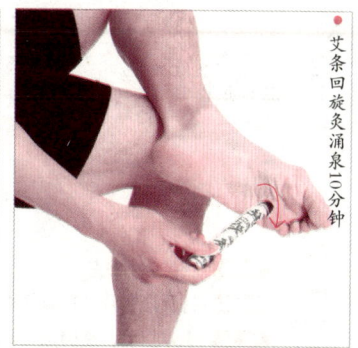

操作示例

艾条回旋灸百会10分钟

艾条回旋灸涌泉10分钟

疲倦乏力

疲倦乏力是指从事稍长时间脑力劳动或体力劳动就感到疲惫不堪,无法继续下去的病症。可以说,疲倦乏力是亚健康最典型的症状。艾灸疗法可以调理身体,使其恢复到最佳的工作状态。

症状表现

此病主要表现为浑身无力、肌肉酸软疼痛、情绪沮丧、精神无法集中。

	灸法	体位	取穴	时间/数量	次数/疗程
疗法一	艾条温和灸	合适体位	气海	每次施灸10~20分钟	每日1次,饭后1小时施灸
疗法二	艾条温和灸	合适体位	气海、足三里、三阴交	每次施灸10~20分钟	
疗法三	艾条温和灸	合适体位	气海、肝俞、肾俞	每次施灸10~20分钟	

增效简方

西洋参茶

- **原料** 西洋参片3克。
- **用法** 将西洋参片放在茶杯中,用沸水冲泡,代茶饮。
- **功效** 生津止渴,益肺阳,抗疲劳。

定位取穴方法

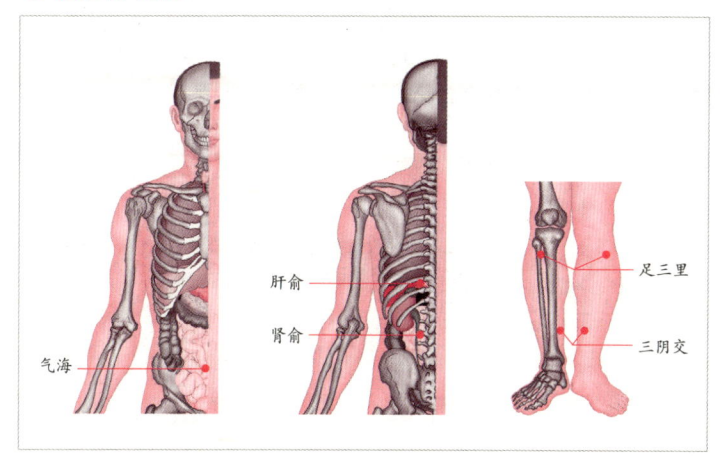

气 海	在下腹部，前正中线上，脐中下1.5寸。
足三里	在小腿外侧，犊鼻下3寸，犊鼻与解溪连线上。
三阴交	在小腿内侧，内踝尖上3寸，胫骨内侧缘后际。
肝 俞	在背部脊柱区，第9胸椎棘突下，后正中线旁开1.5寸。
肾 俞	在腰部，第2腰椎棘突下，后正中线旁开1.5寸。

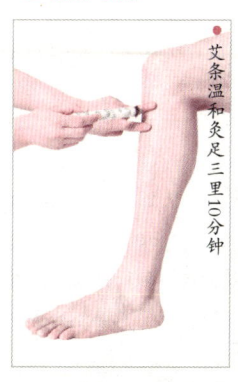

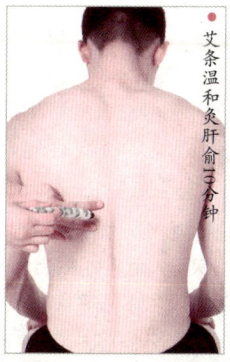

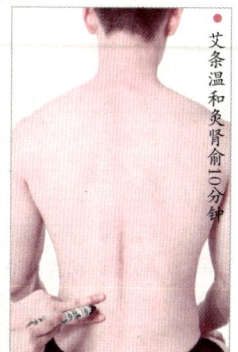

操作示例

艾条温和灸足三里10分钟

艾条温和灸肝俞15分钟

艾条温和灸肾俞10分钟

食欲不振

食欲不振是指吃饭时对食物冷淡,没有吃的欲望。中医认为,食欲不振是由感受寒邪、湿热内贮、肾阳虚弱、肝气犯胃等原因引起的。艾灸疗法可以有效调节脾胃、清化湿热、导滞理气,是一种非常有效的调理方法。

症状表现

面对食物没有想吃的欲望,口中无味,吃得比较少,精神状况通常不是很好。

	灸法	体位	取穴	时间/数量	次数/疗程
疗法一	艾条温和灸或艾炷隔姜灸	合适体位	中脘	每次施灸15~20分钟	每日1次
疗法二	艾条温和灸	合适体位	太冲	每次施灸5~10分钟	每日1次

增效简方

麦芽鸡肫汤

原料 麦芽15克,鸡肫1个,盐适量。

用法 鸡肫洗净,保留内金,切成条状,与麦芽一同放入锅内,加水煮汤,熟后加盐调味即可。可随意饮用。

功效 健脾益胃,和中化积。可改善食欲不振等。

定位取穴方法

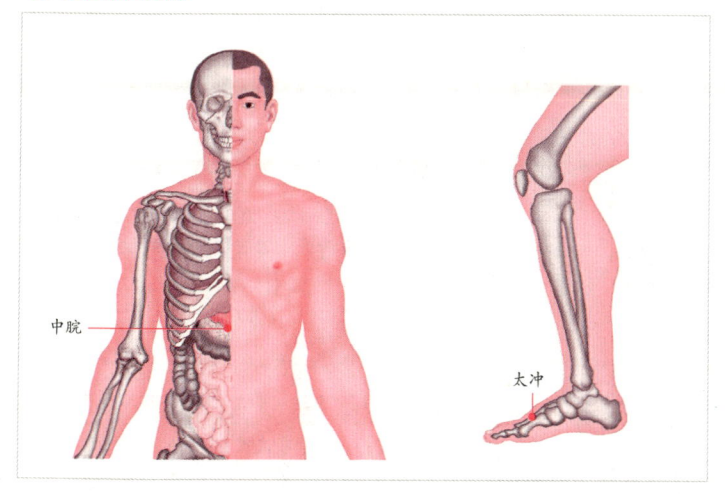

中脘
太冲

中 脘 在上腹部，前正中线上，脐中上4寸。
太 冲 在足背，第1、2跖骨之间，跖骨底结合部前方凹陷处，在拇长伸肌腱外缘处。

操作示例

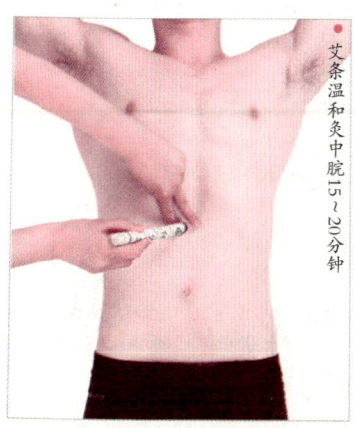

艾条温和灸中脘15~20分钟

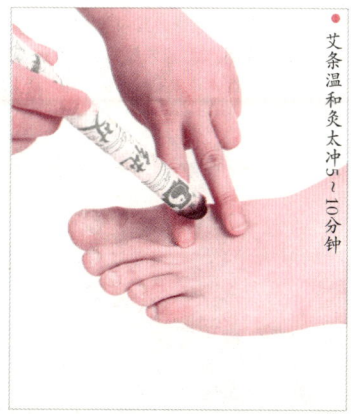

艾条温和灸太冲5~10分钟

虚寒怕冷

虚寒怕冷在中医范畴内属于阳虚质,阳虚质的人平时阳气不足,明显怕冷,手脚冰凉,喜欢吃热的食物,精神不振,舌淡胖嫩,脉沉迟。

症状表现

临床表现为四肢冰冷、怕冷,尤其在冬季较为明显。在温暖的室内或增加衣物时,症状会减轻或消失。

	灸法	体位	取穴	时间/数量	次数/疗程
疗法	艾条温和灸	合适体位	【必灸主穴】解溪	每次灸10~15分钟	每日1次
			【配穴】脾俞、肾俞、昆仑	每次每穴灸10分钟左右	

定位取穴方法

解　溪 在足背与小腿交界处的横纹中央凹陷处,拇长伸肌腱与趾长伸肌腱之间。
脾　俞 在背部脊柱区,第11胸椎棘突下,后正中线旁开1.5寸。
肾　俞 在腰部,第2腰椎棘突下,后正中线旁开1.5寸。
昆　仑 在踝区,外踝尖与脚腕后的大筋(跟腱)之间的凹陷中。

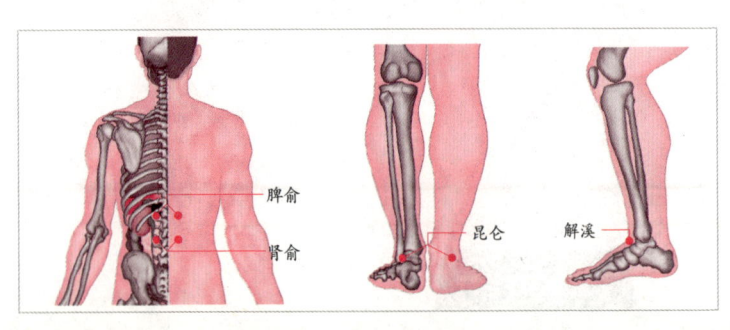